跟著我減肥，
愛吃鬼也能開心瘦！

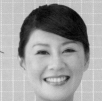

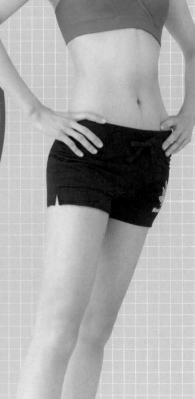

每週2天輕斷食，2個月瘦8公斤！

高醫減重班美女營養師の
台灣味500卡菜單，
在家吃、外食族都能瘦！

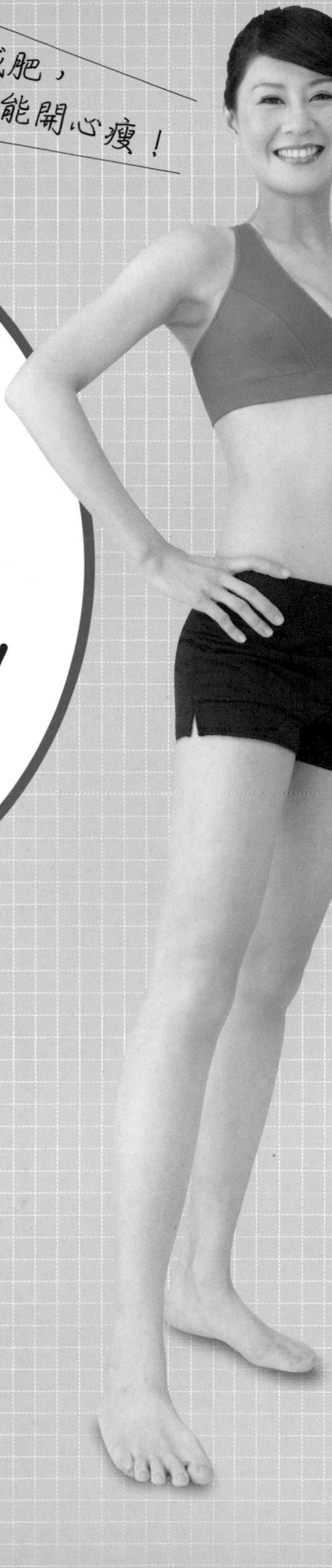

立刻設定目標，起身執行「輕斷食」絕對越吃越瘦！

這幾年每次與父母親出遊，當親戚朋友問到「侑璇怎麼還沒結婚」的尷尬話題時，老爸老媽總愛把我5歲時的童言童語拿出來講給大家笑，說我小時候很愛看人家娶新娘，有一天老爸帶我去看新娘子，忽然語重心長的對著5歲的我說：「侑璇啊，妳這麼愛吃，吃這麼胖，以後長大了當新娘子，會進不了新娘車的門喔！」老爸大概希望用這種方式，讓愛吃的我減少食量吧，沒想到5歲的我回答爸爸：**「沒關係啊，新娘車坐不下，坐火車就好，火車的門比較大。」**每每都笑岔大家，沒想到我才5歲就對「吃」這件事如此堅持。

到了五專，參加籃球校隊更是自恃運動量大，對食量完全沒有節制，也完全沒有去注意到體重這件事，於是體重就默默的上升到9字頭。我身高175公分所以很少人覺得我胖，大多覺得我是很壯，但其實根本就是又胖又壯，甚至五專學長還打趣的說，**「妳怎麼還在學校，不是應該去幫忙宣傳電影『浩克』嗎？」**

同學聯誼不找我，越挫越勇考上營養師，一邊減重變漂亮！

一直到五專快要畢業了，逐漸把重心移到考營養師上面，才發現我的身材跟其他同學不一樣，大部分的同學都是裝扮時髦、穿得美美的來上課，而我永遠只有那幾件衣服能穿；**念了五年的五專，我從來沒有被邀請參加過一次聯誼**。

20歲左右的女孩子總是對愛情充滿幻想，我如此天真浪漫的個性當然也逃不了丘比特的捉弄，聖誕節前夕鼓起勇氣跟心儀的男生告白，卻被告知只會把我當做哥兒們，當下真的超級痛苦！因為這個挫折，讓我發奮念書考營養師，一邊減重變漂亮，花了8個多月的時間從93公斤瘦到58公斤。說真的，減肥好痛苦，所以一定要一次成功，**如果反反覆覆好幾次，只是把痛苦的時間拉長，而且成功機率只會越來越低**。

設定減重目標，學會「輕斷食」保證健康瘦！

想要減肥成功，首先要有一個減重的動機，不管如何都一定要瘦下去的原因，我當初的動機是——不想再繼續過這樣的人生，我想變漂亮、想談戀愛、一定要過不一樣的生活！再來立下一個合理的目標——**「BMI值19」是傳說中最性感、最好看的標準值**，於是我目標設定BMI19也就是58公斤，告訴自己不管如何都要達到，不要幫自己找藉口跟理由，體重會依著妳努力的程度慢慢往下掉，這週多一點運動、不要亂吃，體重就會下降，如果貪嘴多吃了兩口、下雨偷懶沒去運動，那麼體重就停滯不前。只要妳的方向對了，路絕對不會白走。

「每週2天輕斷食」是目前很流行的減重方式，加上困難度不高、執行容易，我認為可以幫助很多想要瘦下來卻找不到門路或是苦無方式的民眾。本書強調所有的輕食料理皆營養均衡又好吃，還能越吃越瘦。

建議大家自己動手去準備食物，食譜裡面的做法都非常簡單，少花時間去想要吃什麼，多花時間去烹調自己要吃的食物，翻開食譜照著吃就對了，剛開始可能會變得比較忙碌，甚至覺得找不到時間去做，但只要堅持一段時間就會習慣成自然，**妳有多重視減重這件事，減重成功的機率就有多大**，別再幻想自己有一天醒來就變成志玲姐姐了，趕快起身動手做自己的早餐吧！一步一腳印的朝著自己想要的樣子前進吧！

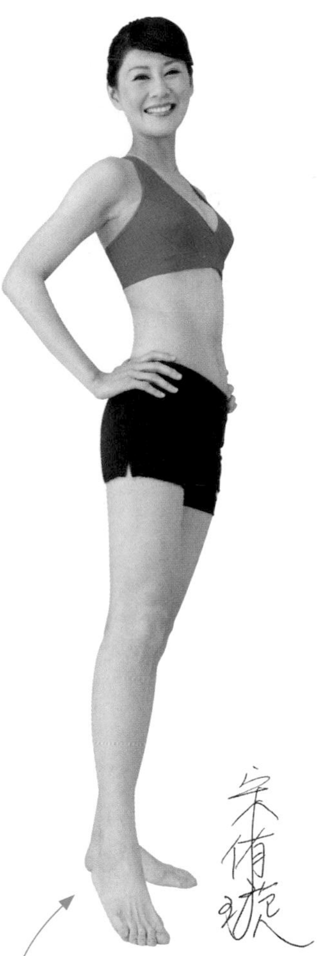

↑花了8個月，從93公斤瘦到58公斤，成功達陣！

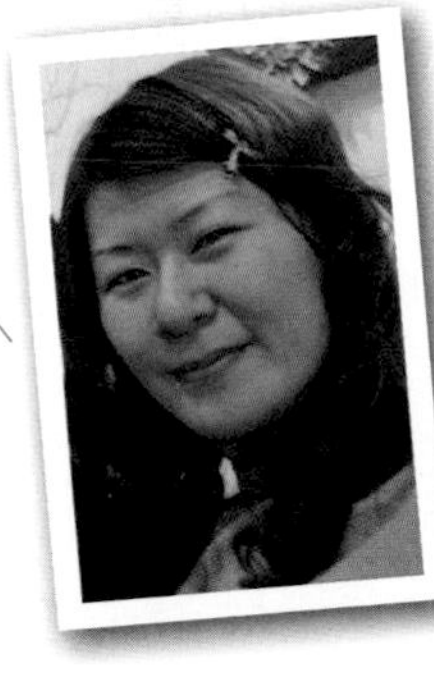

←當時不僅身體大連臉也大，整個氣色也不好！

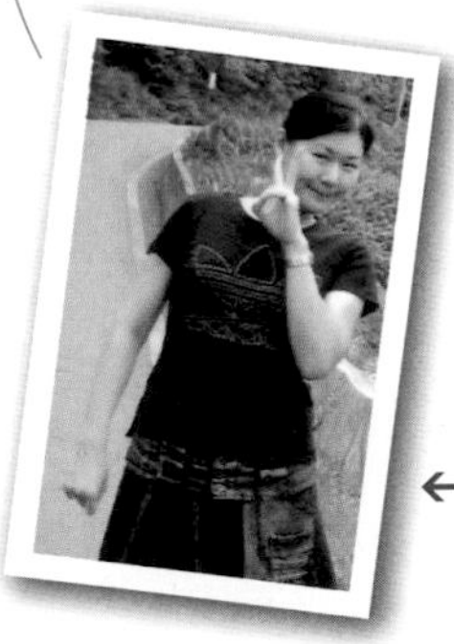

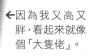

←因為我又高又胖，看起來就像個「大隻佬」。

推薦序

每週2天輕斷食不挨餓，一瘦就是一輩子！

這幾年在減重門診，曾接觸到許許多多想瘦卻瘦不下來，或是辛苦節食好不容易瘦下來，卻逐漸復胖、甚至超過減肥前體重的個案。仔細詢問起來，原因不外乎：減肥期間的飲食習慣無法長久維持、常常需要外食無法控制熱量、很努力運動卻不願意控制口慾……等等因素。其實只要能找出一套適合自己，而執行起來不痛苦的飲食計畫，並持之以恆，保持苗條健康的身段一點也不困難。

本書作者侑璇以個人減肥35公斤，並維持多年不復胖的經歷，以及長達13年的臨床經驗，寫出這套「每週2天輕斷食」的飲食法，強調可正常飲食，只要每週兩天遵照書裡的飲食計畫，不需要挨餓、也不需要犧牲口腹之慾，就可以輕鬆減重。

而外食族也不需改變原來的生活習慣，只要參考書中針對便利商店、傳統早餐店、自助餐、日本料理、麵攤……等常見外食場合的飲食設計菜單，一樣可以輕鬆瘦身。除了遵循輕斷食菜單外，作者提供的建議包含尋找減肥夥伴、預先準備斷食日飲食、練習閱讀食品標示、每週量體重……等，都是減肥是否成功的關鍵。

作者在高醫體重管理中心幾年來輔導無數學員成功減重，許多學員在結業後仍然會回來量體重、分享心得。令人驚喜的是，這些學員很多都能hold住身材、甚至持續瘦身。**體重控制是一輩子的課題。若您正有瘦身的計畫，這本書絕對是您瘦身成功的利器！**

高雄醫學院附設中和紀念醫院 體重管理中心
陳炎瑾 醫師

學員實證 1

吳麗琴，減重班學員：94.7公斤→80.1公斤

「愛吃姐」越吃越瘦，3個月輕鬆減掉14公斤！

吃是一件很幸福的事，所以不停的吃，也成就了我的體重巔峰來到了94.7公斤的紀錄，**當下我還不斷安慰自己還沒破百嘛！**心裡卻也知道再不節制離破百的日子也不遠了。直到某天先生下班回來告訴我，「我幫妳買了某中心的減重班課程，妳去上吧！」當下我真的傻眼，賭一口氣拒絕並告訴老公，「我寧願去上高醫的減重班！」

就這樣，我來到高醫減重班的行列，在營養課上認識了營養師宋侑璇，她所教授的營養課程生動有趣，尤其她對我們這些胖子的心理跟生理需求了解得非常透澈，對於我們的口腹之欲更是有正確的因應之道，不會單純只叫我們不要吃，所以侑璇老師所教授我的知識，讓我更加了解吃的重要。

像我這樣過度肥胖的人，**「吃」在減重的過程中佔了很大的成敗因素**，自從接觸侑璇的營養課後，我的三餐飲食改變了很多，從前我的早餐大部分在早餐店解決，雖然午晚餐是在家裡用餐居多，但也往往偏重某類食物，喜歡吃的就多吃，也常喝含糖飲料，但自從來到減重班，在同學和侑璇老師的相互鼓勵督促之下，減重的動力也變得積極，**飲食的調理和營養均衡攝取也變得更加注意，把握少油、少鹽、少糖的原則下，吃適當的食量搭配侑璇不停地叮嚀**，要配合充足的睡眠及充足的水，我的體重也有明顯的下降，身體感覺也變得很有精神，不會一直懶洋洋想睡覺，長期困擾我的經期問題也有改善。

未來我仍會持續努力減重，而減重目的之外，所帶給我的附加利益是使我身體更加健康，培養運動習慣及更正確的飲食觀念，而這一切都要謝謝侑璇老師的幫助，教導了許多食物的知識，讓我更懂得如何吃得均衡更吃得健康，這寶貴又實用的知識將會讓我與家人受益一輩子，「誠摯的感謝您，侑璇老師！」

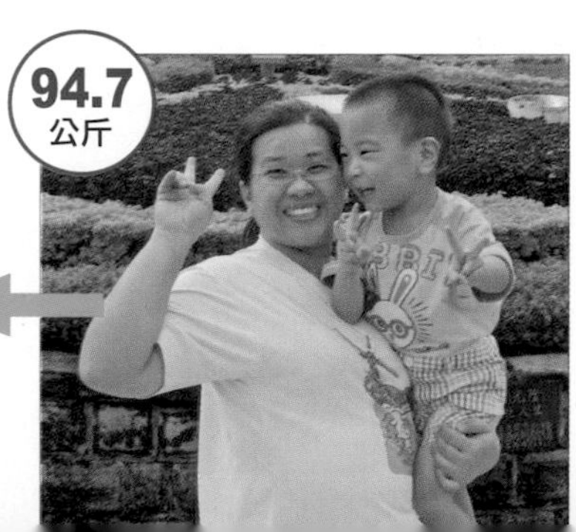

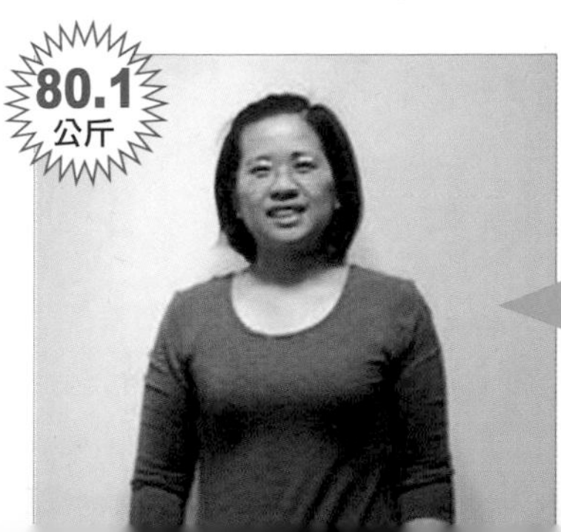

學員實證 2

莊慧露，減重班學員：90.4公斤↓70.6公斤

為了瘦千辛萬苦，原來關鍵就在「吃的技術」！

從小學五年級開始我就一直想變瘦，只要是和「減肥」掛上的，無論是吃的、喝的、擦的、綁的、用的……無不一一嘗試，終於7年前我在某知名的減重機構終於瘦下來了，但沒維持多久，就慢慢胖回來了。直到某天在網站搜尋讓我看到了高醫減重中心，因為我看到一個同學減了70幾公斤，實在太驚人了……重點是，我只要減他的一半就可以了！

永遠都記得當初到高醫的減重門診站上體重機時的心情，只能用忐忑不安來形容，因為體重計上的數字一直往上跑，我的心卻一直往下掉，終於停在90.5公斤，哇……天啊！……這是我嗎？更殘酷的事實就是各項檢查報告都是紅字，真的嚇死我了，當下我就決心要減肥，因為醫生說**只要我體重下降一切都會改善**，那時我真的感覺到健康的重要。

接著，我遇到救星——宋侑璇老師，她是我們的營養師，而且本身就是真實案例，除此她把減重說得簡單易懂，而且真的可以減下來！在老師的指導下，不只有減重，**而是教妳如何選擇對身體有用的食物**，並且告訴妳食物的利弊，她用淺學易懂的方式讓人一聽就懂，真的很用心，**這種方式是可以用一輩子的，還能和家人朋友分享，真的是一舉數得啊**！

此外，老師還解答了我多年來的疑問，就是「復胖」的問題，因為減下來很容易，但是要維持不復胖回來就是學問了。只要持續實踐老師教的方法就不怕再胖回來，我終於找到了一個一輩子有效的減重方法了。

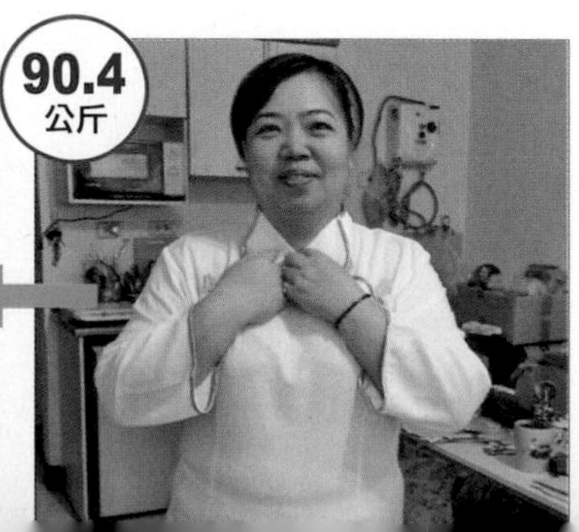

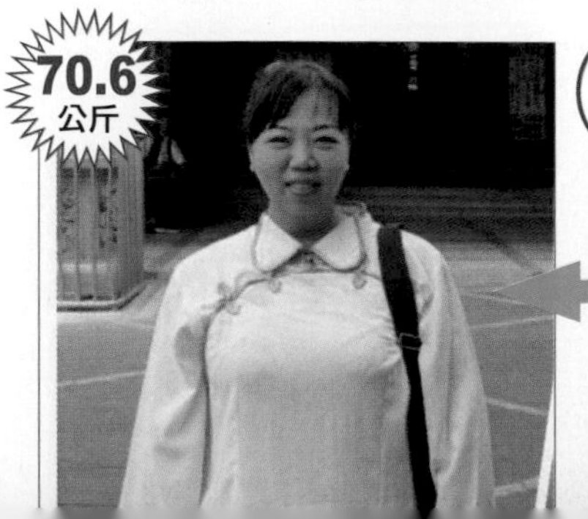

學員實證 3

May，減重班學員：66公斤→53公斤

學會正確飲食觀念，讓我重返少女時代的「窈窕身材」！

我是一個全職的家庭主婦，但自從生了小孩之後體重就直線上升，身高167公分的我一度胖到66公斤，雖然自己看不過去，但就是抵擋不了美食的誘惑，又加上懶得運動，所以**讓自己胖了10幾年，中間曾試著吃中藥減重，和單一食物減重，但效果都不理想**，吃中藥會讓我心悸，單一食物又沒辦法持續，所以都沒幾天就放棄了。

直到某一天，也不知道哪條筋突然想通了，開始我的減重生活，從那時開始任何美食在我面前都不為所動，再加上每天一定去運動1小時，剛開始真的很難受一直覺得餓，大腦會一直告訴自己好想吃東西，但這一切我竟然都能忍下來！只是這樣減了5公斤之後我就放棄了，主要是因為我明明就已經吃得夠少，每天也很努力在運動，但體重就是無法再降下去。

就在我覺得灰心之際，無意間發現高醫網站刊登減重班的訊息，我就下定決心要透過專業的醫療來幫助，一接觸後才發現我好多地方都錯了，難怪有停滯的問題。**之前我把澱粉都停掉，所以代謝變不好**，後來經過侑璇營養師的指導，讓我更瞭解食物，同時吸取健康資訊，就這樣照著營養師的方式執行，**體重和體脂肪每週慢慢的下降**，我好佩服我自己這麼有毅力，過程雖然很辛苦，有時減得好累，遇到瓶頸時心情也很不好，但最終這一切都是值得的。

我一共瘦了12公斤，現在變得更有自信，即使我已經在減重班畢業快一年了，飲食也都正常吃，但現在我對食物會特別注重，知道什麼是該吃什麼不該吃，就這樣照著侑璇的教導方式努力的維持，現在早餐我都會給家人一人一盤青菜，我一個人減重，全家人受益得到健康，相信只要有心一定會成功的。

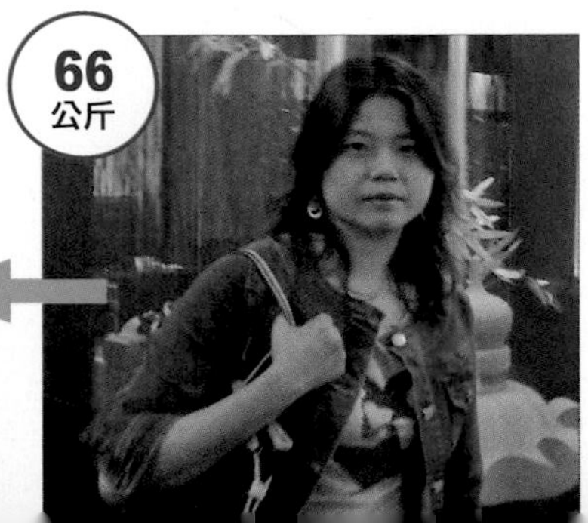

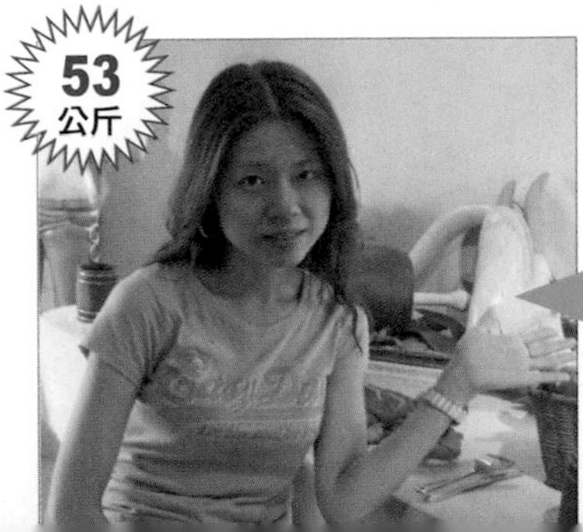

廖錦祥，減重班學員：120公斤↓80公斤

照吃不誤，也能戰勝「從小肥」8個月成功瘦掉40公斤！

許多人一生都在減肥，從小胖到大的我，也是這樣一直不斷的減肥，但總是在勉強克制食慾數天之後，減了幾公斤，但因為毅力不夠又悄悄的回到剛開始的體重。也因為這樣放棄之後，又不小心繼續大吃大喝，體重就悄悄的繼續增加，到最後我也放棄了，**根本不敢去量體重，衣服也越換越大件，甚至到最後買不到衣服與褲子了**。

來參加高醫減重班的原因，是因為自己睡覺一直有打呼的毛病，原本也不以為意，但因為已經影響到老婆的睡眠品質，一直被老婆抱怨，因此不得已去高醫的耳鼻喉科檢查，在經由醫師建議轉診去進行睡眠中心評估，得知自己有嚴重的「睡眠呼吸中止症」，回想自己常常白天還是精神不好，半夜一直容易起來上廁所等種種情形，知道**這症狀不只是打呼吵到家人而已，甚至會影響自己的健康，想到我兩個孩子還很小，擔心自己無法陪伴到孩子成長，就一直心情更加鬱悶**，想了一晚，這次我決定要好好減肥，與家人商量得到老婆的支持後，隔天就立刻去高醫報名參加了減重班。

在減重班上課，以及營養師的指導下，我開始了變身的過程，一開始遵照老師的建議量來攝取營養，總覺得吃不飽，但還是努力貫徹下去，**一個禮拜後的體重測量，就有得到瘦下來的成就**，也就一直持續下去，在減重的過程中，我覺得由於自己的毅力堅持下去，加上團體上課同學彼此的鼓勵，外加每次上課過程中，漸漸的對食物的熱量，與飲食習慣的調整，與份量的掌控改變之下，漸漸地吃得少也比較不會感覺餓，加上體重一直有持續下降，就非常有成就感！當我減了20公斤的時

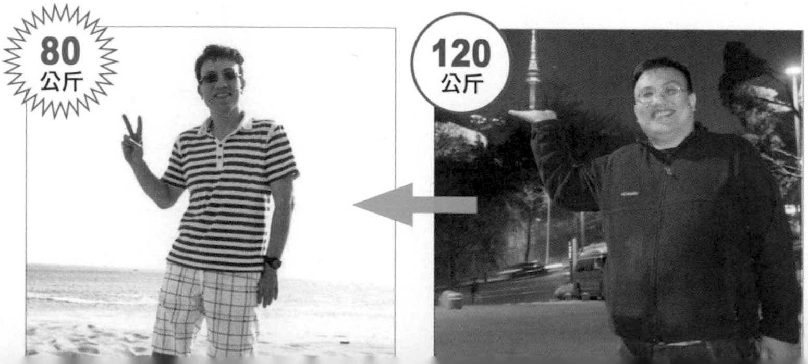

候，除了外在的改變，每個認識我的朋友，對我的差異感到不可思議以外，自己也覺得睡眠品質得到大幅的改善，我終於可以一覺到天亮了，也不會吵到老婆的睡眠了，這種睡飽的感覺真好。

由於參加4個月的效果很明顯，瘦了25公斤，因此我續約報名了第二期4個月的減重，**我總共在高醫上了8個月的課程，最後從120公斤減到80公斤，總共瘦了40公斤**，這段期間，我覺得除了對食物熱量的攝取有了概念與懂得份量的控制以外，最大的收穫是懂得對加工食品的拒絕，以前的我曾經為了最愛的炸雞，怕老婆知道我偷吃，趁她上班的時候，自己一個人偷吃掉整桶的全家餐炸雞桶！而在上過營養課程後，知道這些炸雞本身雞隻在養育過程中，可能有強加抗生素的風險；另外炸雞因高溫油炸關係，也可能有致癌的風險存在，我就對這些高熱量的食物再也不碰了！另外有些零食等東西，製程太多添加了很多人工合成的成分，這些都不為人體所需，且會危害人的健康，所以我更加不碰這些以前最愛的零嘴。因此上課最大的好處對我來說，就是因為了解這些食品，讓我在面對他們的誘惑的時候，不再把持不住，自然就能不吃，減重也不再是那麼辛苦了。

能夠在觀念改變下的減重，才是成功的減重。以前的我只能靠一段時期的毅力，總以為減少食物的攝取就能瘦下來，但人的毅力往往無法持久，單靠這樣的方式減重下來，往往很容易胖回去。很感謝宋營養師的教導，讓我得到正確的飲食觀念，了解食品背後的真相，加上自己毅力的貫徹與同儕的互相鼓勵，而成功的瘦了40公斤，得到一個健康的身體。在高醫的這段期間，看到自己外在的改變，與內在體內的精神和體能不斷的變好，就覺得瘦下來真的很好，減重雖然告一段落算是成功，但我知道體重管理是一個人生持續的課題，雖然現在已經沒有上減重班了，但所得到的知識與觀念，能夠讓我繼續維持，而且不會又悄悄的回到過去的體重。

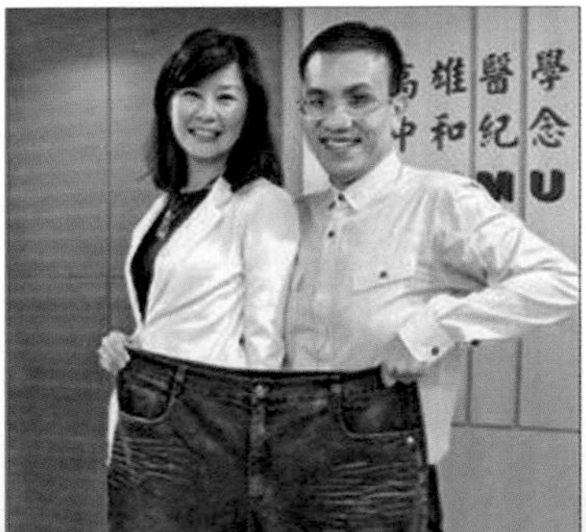

←拿起先前體重120公斤時穿的牛仔褲，瘦身成功的廖錦祥和減重班營養師宋侑璇，兩人可以同時穿進，相較之下，減重效果相當驚人。（圖片來源截自／自由時報網站http://www.libertytimes.com.tw/2012/new/apr/11/today-health1.htm）

Contents

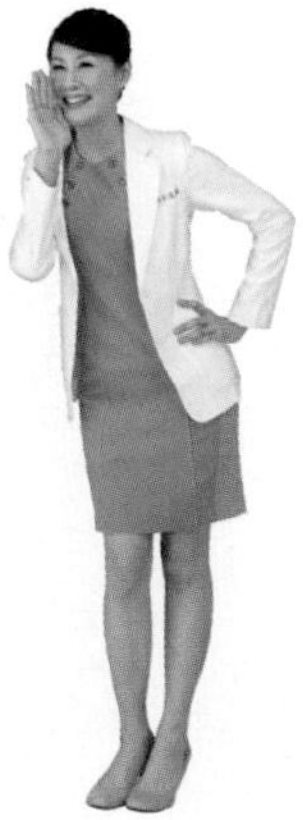

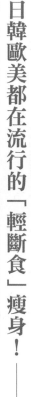

PART 2 「輕斷食」這樣做，1週2天少吃點就能瘦！

【超簡單瘦身飲食！】

營養師教妳，掌握6大要領＋6大建議，一輩子不復胖！

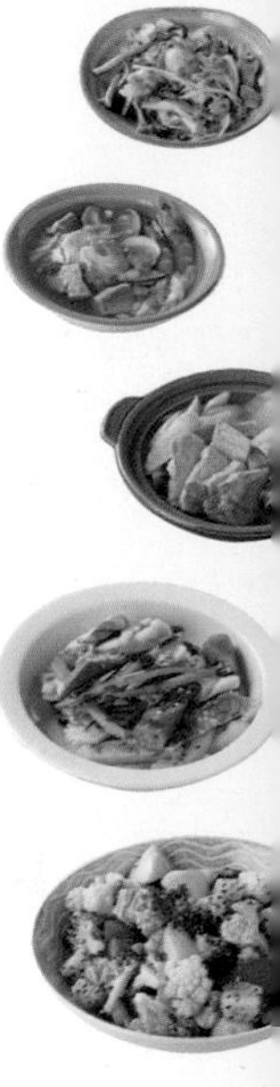

PART 3【DIY享瘦菜單！】

週一、週四吃500卡輕食料理，營養又均衡！

營養師親自調配48道料理，早晚輕食菜單任妳吃！

PART 4【不下廚也能瘦！】

外食族這樣吃，早餐＋晚餐500卡任妳配！

超商速食、便當小吃，餐廳聚會輕鬆吃！

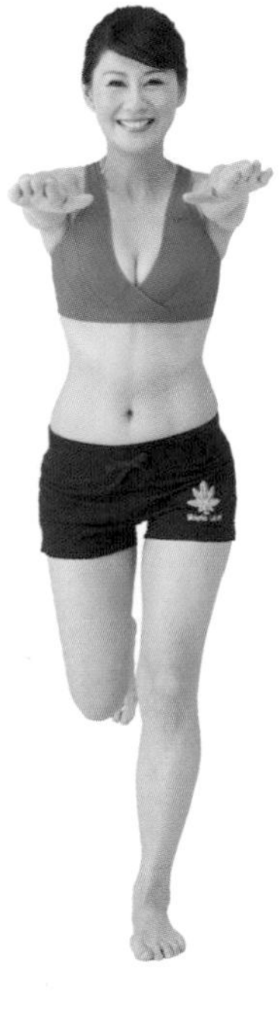

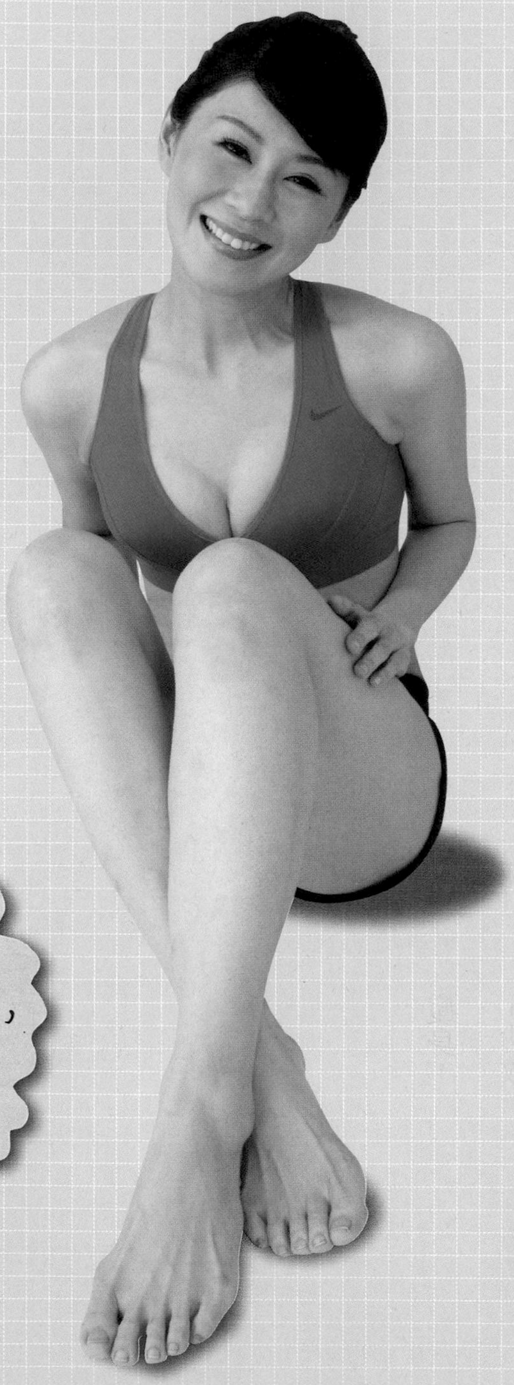

每週2次輕斷食，
就像我一樣辣！

PART 1

【東西方醫學證實！】

「輕斷食」風行於日韓歐美，有效才能傳遍全世界！

因為能啟動燃脂機制，且簡單方便能長期執行，是瘦身的最佳方式！

- 「輕斷食」是直接燃燒脂肪的最好方法！
- 日韓歐美都在流行的「輕斷食」瘦身！
- 除了減重，「輕斷食」還有抗老防病5功效！
- 什麼人應該進行「輕斷食」減肥法？

「輕斷食」是直接燃燒脂肪的最好方法！

妳是不是試過很多種減肥方法，不但沒有瘦，還越減越胖！會變胖的最主要原因，就是妳都減到水份與肌肉，而不是脂肪，導致新陳代謝下降，以至於身體沒有動力消耗多餘熱量，而造成脂肪堆積。不管妳愛不愛運動來消耗熱量，但調整飲食是馬上可做、也是最需要做的。本書教妳針對燃燒體內過剩脂肪的調整飲食法「輕斷食」，是讓妳不需挨餓、最不費力的減肥方式。

關鍵是讓身體鬧饑荒，「騙脂肪拿出來燃燒」！

本書推行的飲食控制法，並非不吃任何東西，而是**每週只要2天少吃一些（1天只吃500卡），所以叫做「輕斷食」**。因為，當身體攝取的熱量變少，大腦控管「饑餓感」

輕斷食如何超有效燃脂瘦身

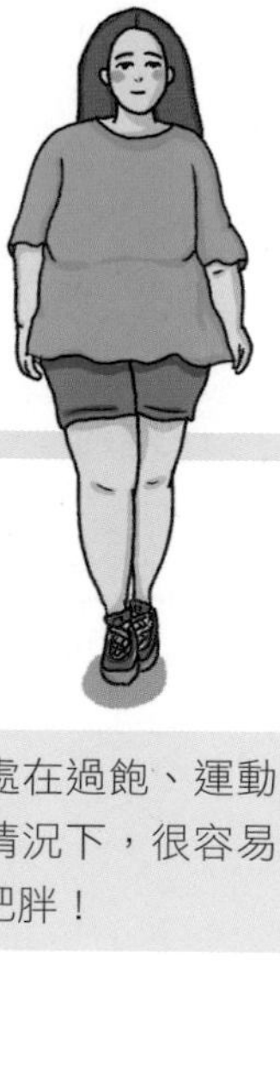

經常處在過飽、運動量不夠的情況下，很容易就會造成肥胖！

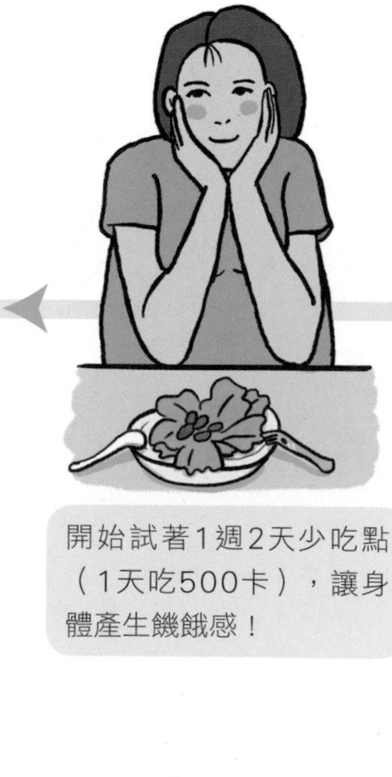

開始試著1週2天少吃點（1天吃500卡），讓身體產生饑餓感！

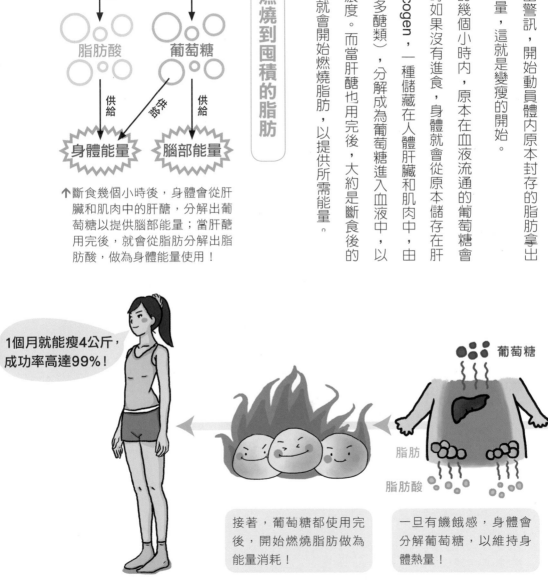

的下視丘就會發出警訊，開始動員體內原本封存的脂肪拿出來燃燒，以產生熱量，這就是變瘦的開始。

在斷食最初的幾個小時內，原本在血液流通的葡萄糖會被消耗完畢，此時如果沒有進食，身體就會從原本儲存在肝臟的「肝醣」（glycogen，一種儲藏在人體肝臟和肌肉中，由葡萄糖聚合而成的多醣類），分解成為葡萄糖進入血液中，以維持正常的血糖濃度。而當肝醣也用完後，大約是斷食後的8到12小時，身體就會開始燃燒脂肪，以提供所需能量。

身體如何燃燒到囤積的脂肪

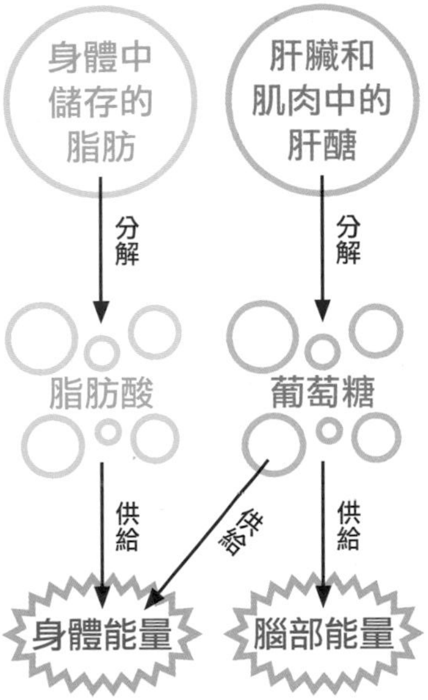

↑斷食幾個小時後，身體會從肝臟和肌肉中的肝醣，分解出葡萄糖以提供腦部能量；當肝醣用完後，就會從脂肪分解出脂肪酸，做為身體能量使用！

供給

身體中儲存的脂肪

供給
供給

一旦有饑餓感，身體會分解葡萄糖，以維持身體熱量！
接著，葡萄糖都使用完後，開始燃燒脂肪做為能量消耗！
1個月就能瘦4公斤，成功率高達99%！

因為定時定量，所以發胖機率降低30%！

再者，「輕斷食」在實行期間，固定提供身體早、晚兩餐各250卡左右的熱量，**以維持基本運作，不讓身體發現我們正偷偷在減肥**，因此不容易出現停滯期，也就能順利逐步瘦下來；同時，身體沒感覺餓到危害生命，也就是大腦並不知道正在減肥，自然不會利用「停滯期」和「復胖」兩大武器阻擾減肥。所以只要「輕斷食」能持之以恆，妳的胃口會逐漸變小，經過1週、2週的適應期後，胃已經習慣不吃那麼多東西，瘦下來是最自然的結果，根據統計發胖機率相對降低30%。

或許妳會說，這跟「少量多餐」差不多啊？但妳真的能控制「少量」是多少？還是「忍少忍多」？妳確定「多餐」能多幾餐？每每我在門診遇到的病人都自動變成「多量多餐」，還覺得自己並沒有多吃，結果越減越肥。再者，現在路邊小吃、便利店、24小時餐飲店滿街都是，任何時間想吃就吃的話，很容易以少積多，實際上吃進超多熱量。所以，我一直是鼓勵大家以「定時定量」規範自己，減重成效高達100%。

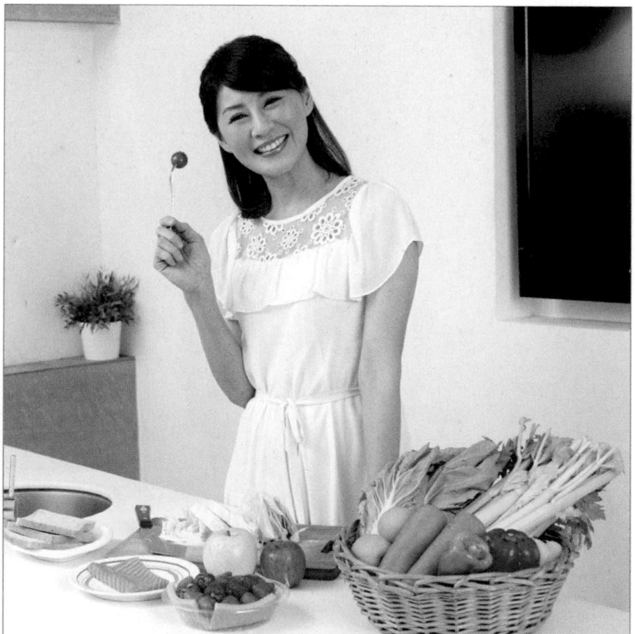

以前的斷食法完全禁食，現代輕斷食「能正常飲食，不需挨餓」！

以前因為對「禁食」和「斷食」的研究還不深入，所以很多人搞不清楚兩者的差別在哪裡，胡亂使用在減肥瘦身上，嚴重造成喪命的悲劇事件也時有所聞！

例如，偏執的「果汁斷食」或「清水斷食法」都是長期、且嚴厲的執行方法，雖然體重一開始下降很快，但復胖也很快，不僅失敗率高，新陳代謝也會跟著下降，體重會越減越慢甚至停擺。

而我推行每週2天輕斷食，飲食攝取最少量為「1天500卡」，妳可以正常飲食，不需要特別挨餓。

千萬不要以為只有2天少吃點沒什麼，確實執行起來**1天可以減少攝取1300卡，1個禮拜至少可以減掉2600卡**。若換算成體重，一般人要減掉1公斤，需要消耗7700卡，這樣一來**每週2天吃500卡，3到4週就能減掉1公斤**。而且瘦的確實是身體裡囤積的體脂肪，不僅僅只有水份而已！

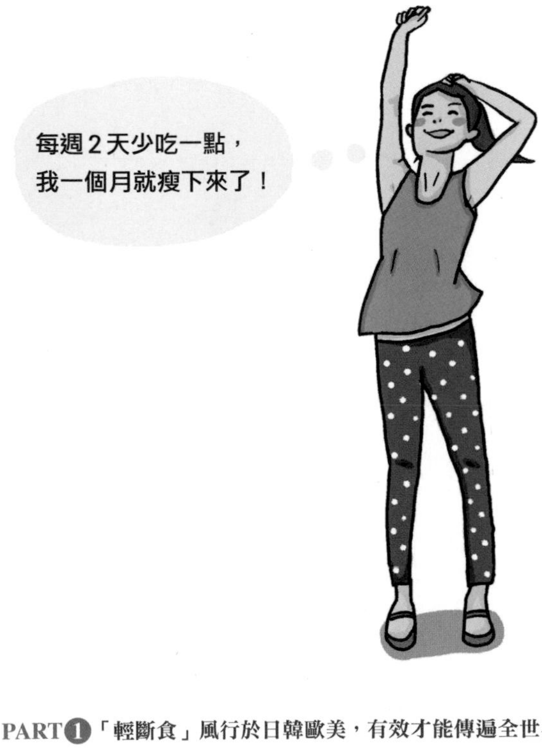

2 日韓歐美都在流行的「輕斷食」瘦身！

減肥，如果只是為了身材好看，我想它不會成為近代醫學主流之一；越來越多研究警告我們，營養過剩、錯誤減肥，是現代人病痛早衰的主要原因。日韓歐美各國專家不斷精進健康的飲食控制法，過去激烈、傷身的斷食瘦身手段，也被轉化成健康、人人可行的方式。

日本名醫推行「一日一餐」，讓57歲的他看起來像30歲。

日本醫師南雲吉則本身有肥胖、便秘和心律不整等健康問題，在用盡各種方法瘦身無效之後，他多方參考最新醫學報導，從茹素、一菜一湯一飯飲食法，逐漸設計成自由式的「一日一餐」飲食法。結果，他不但身體越來越健康，就連外表都看起來比30歲時更年輕。

南雲醫師的「一日一餐」主張是認為，飲食過量容易導致癌症、心臟病、腦中風、糖尿病等四大疾病。而他建議選擇「晚餐」做為每日唯一的一餐，之後並盡快上床睡覺，早睡早起，同時維持非常規律的飲食和生活習慣，自然能夠健康瘦下來。

這個案例經過醫師本身長期實行研發出來，理論和實踐度都可行也都頗具效果，不過似乎**比較適合活動力和代謝力趨緩的年長者來實行**；勞心勞力的上班族和活躍的年輕女孩，會比較難長期規律的遵行。

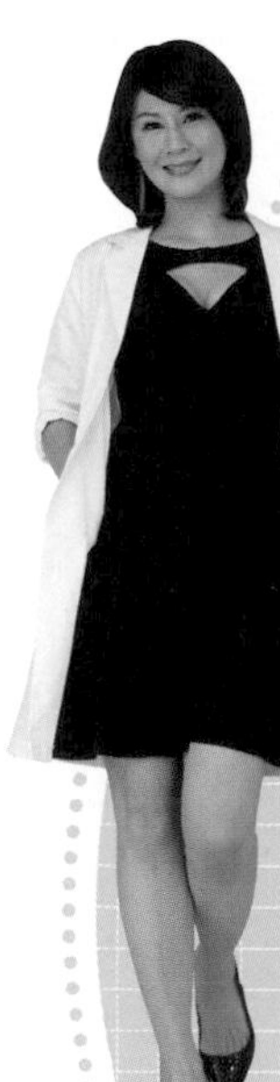

韓國的「間歇式斷食」，SUPER JUNIOR強仁1個月瘦15公斤。

韓國近年聞名的「間歇式斷食」，有兩種實行的方式——一是進食時間要間隔16～18小時，每週最好斷食5、6次；也就是每天進食的時間集中在6～8個小時以內，其它時間要空腹。二是每週有兩次24小時不吃東西，讓身體燃燒脂肪，達到瘦身目的；意即今天吃了晚餐後就斷食，直到明晚再吃晚餐。另外，這兩種方式都可以喝水或茶等無糖飲料，禁止含糖的汽水、調味飲料等。

間歇式斷食的韓國藝人瘦身案例，有「Super Junior的強仁」和「SISTAR的昭宥」。強仁先前因胖到90公斤（180公分高），經實行間歇式斷食，27天下來完全不吃澱粉，餓的時候只吃一些草莓，還空腹上健身房，得以在短期內減下15公斤；可是也因為**常餓過頭而得了腸胃炎，加上雙頰凹陷、氣色之差，連他自己都不建議大家採用這樣激烈的手段來瘦身**。

女團SISTAR成員昭宥，則是1天只吃1餐，餓到受不了時才吃水煮蛋和番薯止饑，並有健身教練幫忙雕塑體態，瘋狂鍊肉8公斤才練出結實的「11字腹肌」。而同團的多絮也以蔬菜、水果當主食，就算想吃炸雞也只能嚼一嚼就吐掉，167公分的她藉此減到47公斤。

這些激烈的瘦身手段，如果妳只模仿斷食的表相，**一般人沒有專業團隊輔助，絕對無法長久，更會毀掉健康**；方法看起來都叫做「間歇式斷食」，卻失去漸進、緩慢、持續的健康精神，並不值得鼓勵。

歐美醫師推廣「5：2輕斷食」，碧昂絲、班艾佛列克都是受用者。

近年歐美醫界推廣的「5：2輕斷食」，算是目前最新、最完整的斷食理論之一，也最符合人性、適合大家可行。它最大的特點就是，**「5天定量吃，2天微量吃」**，是一種安全、易做又有效的減重法，而且斷食期間既能維持饑餓感（饑餓感是讓身體能量動起來很重要的機制），卻又能同時滿足口腹之慾，所以能廣受歡迎。

它的原理是利用最低限度的「斷食饑荒」，欺騙大腦啓動身體的保命機制，讓原本豐衣足食、沒有危機感的大腦和細胞動起來。因為「輕斷食」能觸發身體免疫系統的警報鈴，免疫細胞會出動加快處理受損細胞和人體代謝後的產物，同時腸胃道也會開始消滅腸胃壞菌，健胃整腸；大腦和肝醣也被喚醒積極調動能量。

以饑餓感喚醒人體危機處理本能的回歸效應，用在飲食過剩、代謝滯礙的現代人身上，反倒成為最對症的減肥方式；而且適時適度的製造饑餓感，大腦因為感受到缺糧危機，會變得更警覺、更清醒。這些健康身心的好處，無怪乎從英國風行到歐美，包含好萊塢巨星碧昂絲、班艾佛列克等都是它的實踐者。

坊間流行的斷食法．和本書「500卡輕斷食」比較

本書推行的「500卡輕斷食」（斷食期間），則是考量國人飲食種類和健康需求，**更具體訂製「斷食、非斷食期間」的飲食熱量和建議菜單**；斷食期間能不能吃東西？如何吃？這正是減肥有沒有效、能持續享瘦的關鍵。讓輕斷食與妳的生活更融合，更快調整好飲食內容，就能輕輕鬆鬆擁有健康好身材。

缺點	優點	執行法	瘦身飲食法
無	❶**執行容易**，時間彈性，今天吃多，明天就執行輕斷食。 ❷**符合台灣胃**，特別設計48道適合台灣人口味的菜色。 ❸**外食族適用**，提供7種常見外食小吃、料理，在外也能放心吃。	• 1週不連續的2天每天只吃500卡輕食料理；另外5天各吃1800卡以內。	★ **500卡輕斷食**
❶**菜色太西式**，甚至在台灣不易取得，口味也不符合，不容易長久執行。 ❷**華人效果未知**，由英國醫界提出，符合歐美人士飲食有效，對華人效果較沒研究。 ❸**沒有具體提出另外5天吃的份量**，容易沒節制而爆量。	❶同樣執行容易，可自由選擇斷食日的時間。	• 1週2天，女生吃500卡；男生吃600卡。	**5：2輕斷食**
❶**需超強意志力**，容易在一餐內爆量，反而造成復胖。 ❷**不夠漸進、溫和**，容易失控而造成傷害健康。 ❸**需要計算進食時間**，顯得麻煩。	❶難度不高，可隨時開始執行。 ❷「短時間」效果明顯。	• 方法❶：1週2天24小時不吃東西。 • 方法❷：每隔16～18小時，吃一餐，1週執行5～6次。	**間歇式斷食**
❶**饑餓太久**，很容易在晚餐吃過量。 ❷**開始執行容易過餓而頭暈**、較難長久維持。	❶強調規律生活，適合中老年人執行。	• 每天只吃晚上一餐。	**一日一餐**

輕斷食
瘦身對策

3 除了減重，「輕斷食」還有抗老防病5功效！

我們最早聽到所謂的「斷食」，目的都是為了宗教、心靈修行、清腸減重。近年隨著醫學精進和普羅大眾的實證，說明了適時適度餓肚子，不僅能刺激免疫和代謝力，幫助燃脂瘦身，還有抗老、防癌、防病等好處功效。

功效1 能燃燒脂肪，幫助毒素代謝！

當前些日子爆發出的「假食風爆」引發大家對加工食品的恐慌外，但是妳有想過這些吃下肚的毒素都跑到哪了嗎？大多數這些**有害物質都會被存在脂肪組織裡**，例如重金屬毒素、脂溶性農藥……等等，因此體內脂肪越多的人，相對身體機能就會變差。「輕斷食」可以幫助體內脂肪燃燒，就能代謝掉一部分毒素，而變得健康。

功效2 開啟「年輕基因」，越活越青春！

美國麻省理工學院的倫納德．瓜倫特博士（Leonard Guarente）發現，現在有越來越多保養得宜的女性，看著外表根本無從判斷她的真實年齡，這是因為她有維護好自己的「年輕基因」。

每個人一出生體內都存在「年輕基因」，但是有的人生活習慣不好，例如熬夜、吃太飽等，都會造成身體傷害，促使體內年輕基因關閉，開啟「老化基因」，加速老化，以致發生許多病痛、炎症！

每個人都想變年輕，**科學家發現透過「輕斷食」就會促使年輕基因打開**，一旦開關啟動，細胞中的粒線體就會活化，提高消耗熱量的效率，修護能力、大幅提供營養吸收，就能保持年輕。

功效3 適度空腹能有助預防癌症，減緩腫瘤生長！

現代人越吃越多，根據台灣癌症基金會統計，近15年來，國人飲食之攝取總量已比過去增加50％，這意味著台灣人已經吃過飽，其中以肉類與乳製品類大幅增加。隨著這種飲食生活的改變，國人肥胖的盛行率高達38％，10大死因中有8項都和肥胖有關。從這個結果可以得知，吃得太飽、太精緻很明顯是致病因子。當然，不只是台灣，全世界都已經陷入「飽食危機」。

斷食能使人變健康的理論是一直存在著，南加大首席教授瓦爾特・隆戈在2012年更提出斷食能有效預防癌症，他在研究中表示：有效擊敗癌細胞的最佳方法，可能不是試圖尋找藥物殺死它，而是要**產生很極端的環境，如斷食，讓正常細胞能迅速作出反應殲滅壞細胞**。

最主要原因是肥胖、癌症都和高胰島素濃度有關，這種荷爾蒙會刺激細胞成長，亦能促成癌細胞的突變增生。而斷食可以降低胰島素的濃度，使內分泌及神經系統開啟相關防護措施。

波士頓大學的塞弗里德博士，在其著作中也提到，建議癌症患者（0至1期）可以先禁食，使他們的血糖水平下降，腫瘤就會縮小。空腹可以迫使身體消除受損粒線體和提高存活粒線體細胞的效率，就能得以控制癌症。

功效4

提高「胰島素敏感度」，調節血糖預防糖尿病！

胰島素是由胰臟內的「胰島β細胞」分泌出來的蛋白質激素，主要的工作是幫助血液裡的糖份進入細胞做利用，與將多餘的糖份轉變為脂肪儲存。

現代人飲食精緻、量又多，用餐後血糖容易飆高，為了平衡血液中的糖份，胰臟只好大量分泌胰島素，快速將血糖降下來，血糖一旦降下來我們又覺得餓了，這樣一來一往很快的，人體就會對胰島素失去敏感性（也稱為胰島素抗性），**血液中胰島素濃度很高，血糖的濃度也不低，卻仍然想吃高脂、高糖、碳水化合物高的食物，於是就造成肥胖及糖尿病**。

「輕斷食」主張執行時，應該多吃「低升糖指數」（低GI）的食物，一方面可以使血糖緩慢上升，胰島素的分泌量就會降低，血糖被用來合成脂肪儲存的機會下降，也就減少了體內脂肪的堆積。

另一方面，低GI食物需要較長時間的咀嚼，需要花費較久的時間消化、且耗費的熱量也較多，停留在腸胃道的時間較長，可以提醒大腦「體內有食物」維持較久的飽足感。

然而，在過去的一項研究證實，**短暫的斷食可以提高胰島素的敏感度**，主要是因為人類本是經過一餐飽足一餐饑餓的年代熬過來，才完成演化的現代人，在體內基因的記憶中，早已經設定了妥善利用胰島素控制血糖的機制，只要恢復過往的生活習慣和作息方式，人體就能讓體內各種健康指數到達平衡的階段，進而維持人體的健康狀態。

功效5 使腦部腺體分泌「快樂素」，產生愉悅感！

在輕斷食的過程中，妳不但會因為體重減輕而感到快樂，過一陣子後妳會發現心情變得愉悅，這都是因為體內產了化學變化。根據研究資料顯示，一週兩天少吃，就能使大腦內的「快樂素」濃度提高。受測者的情緒穩定，並減少焦慮感的發生。

妳可能會感到疑惑，輕斷食為什麼可以使腦內的快樂素提高，這是因為**短期限制進食，能讓內臟獲得充分休息，大腦也不需要耗費過多的能量當總指揮，便可以把剩餘的力量來進行各組織裡的修護工作**。所謂的「快樂素」只是多數人的通稱，其實就是醫學上所指「神經滋養因子」（brain-derived neurotrophic factor, BDNF）和「腦內啡」（endorphin），這兩種物質都能夠讓人產生愉悅的感覺。其中，神經滋養因子常被稱為「腦袋神奇肥料」，因為它像是肥料一樣滋養神經元，可誘導神經細胞分化，並促進神經纖維的增生，和失智症、阿茲海默症等老化性疾病（或稱退化性疾病）、腦血管病變、中風等神經性疾病有密切的關係。

執行500卡輕斷食的正向循環

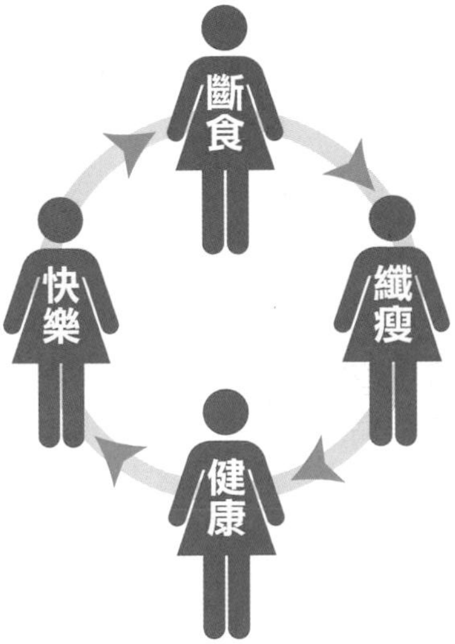

↑開始執行「輕斷食」最先感受到變瘦，接著，發現不易疲勞，每天都保持積極愉悅的好心情。

4 什麼人應該進行「輕斷食」減肥法？

妳嘗試過「輕斷食」嗎？感覺如何？別擔心，就放心的做吧！因為每個人都適合輕斷食，在過程中可以讓我們重新檢視自己的飲食習慣，針對致胖因素加強管理，不僅可以變瘦，還能減出健康的身體，從內而外都變年輕！

必需減肥的人 ➡ 體重越重，肚子越大，輕斷食瘦身效果越好！

在我的減重班上，常有「病態性肥胖」（BMI超過35）、或體重超過100公斤的學員，常會因為傳統節食法的意志力不夠而減肥失敗。後來經由學習輕斷食，因為實做的時間很彈性，而且易記易做，所以「超級胖」、「頑固胖」者大多也能控制好飲食熱量，減掉不少體脂肪，甚至瘦身效果比輕度肥胖者還明顯。

針對肚子大「內臟脂肪型肥胖者」也有效！

局部肥胖，尤其肚子大所謂「內臟脂肪型肥胖」的人，抓緊內臟脂肪來得快、去得也快的特性，馬上進行輕斷食，只要一感到空腹，肥肚油就會馬上燃燒起來，只要輕斷食2天，就能明顯感受到肚子變小、胃腸變清爽。因為內臟的脂肪細胞，平常飲食後會吸收中性脂肪而變大，當空腹時，則會變成能源釋放，細胞因而變小，進而慢慢變瘦。

瘦の小講堂

減重班都在用，3項指標測出妳的肥胖指數！

CHECK 1. 體重

早晚變動超過1公斤，請馬上開始輕斷食。

體重，是體內水份、骨骼、內臟器官的重量總合，每天有細微的變化都屬正常現象；但早晚體重差1公斤以上，是表示吃太多的警訊。此外，如果妳的體重超過標準體重10%以上為過重；20%以上為肥胖，對健康危害很大。

世界衛生組織（WHO）標準體重計算法

女性 → 標準體重公斤 =（身高公分 − 70）× 0.6
男性 → 標準體重公斤 =（身高公分 − 80）× 0.7

CHECK 2. BMI值

用身高體重的比例，估算自己的肥胖度。

BMI值（身體質量指數Body Mass Index），是普遍粗算身材肥胖程度的參考值。根據國民健康局規範，BMI值位於18.5～23.9為標準，24以上為過重，27以上為肥胖，超過35屬於病態性肥胖，常伴隨「代謝症候群」問題。

肥胖參考值BMI計算法

BMI = 體重公斤 ÷ 身高公尺 ÷ 身高公尺

CHECK 3. 腰圍

腰間肉不僅決定妳的曲線，更是健康關鍵。

根據國民健康局定義，女生腰圍80公分（31.5吋）以上，男生90公分（35.5吋）以上，就是「代謝症候群」高危險群。腰圍過粗，最直接和內臟脂肪過多有關，不只是身材變形，還會引發中風等病變。

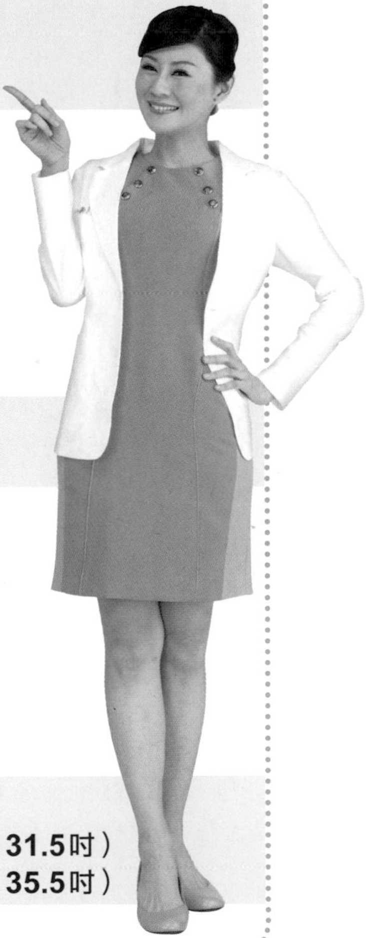

國民健康局腰圍標準 VS. 肥胖狀態對照

女性 → 標準 < 80公分（31.5吋）； 肥胖 ≧ 80公分（31.5吋）
男性 → 標準 < 90公分（35.5吋）； 肥胖 ≧ 90公分（35.5吋）

減肥總是失敗的人

⬇ 每週2天輕鬆斷食超簡單，全齡不復胖！

我歸納以下4種常失敗的減肥法，如果妳是其中之一，就開始試試輕斷食吧！

TYPE A 一味節食，卻還是變胖的人！

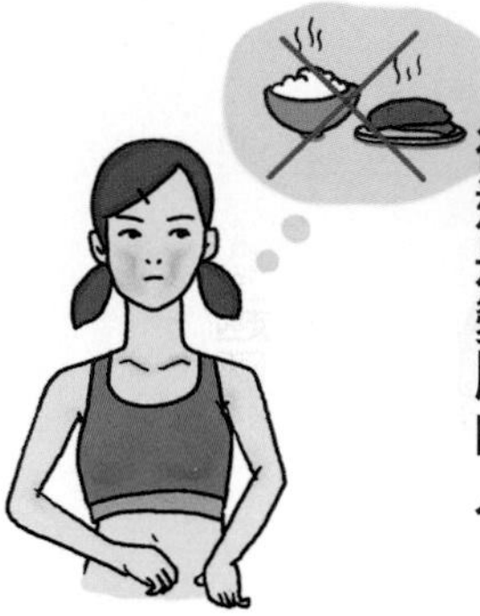

➲ 檢視妳的生活＆飲食習慣

- □絕對不吃澱粉類的食物？
- □三餐都吃燙青菜、水煮肉？
- □晚上5點過後絕不進食？
- □只固定吃一樣食物？

➲ 了解「節食」為什麼會胖

可能以上這些方法妳都試過，而且一開始瘦得很快，但妳會發現體重越來越難降，甚至只要多吃一點就會變胖。因為「節食」容易攝取熱量過低或是不均衡，會先減掉水份，再來減掉肌肉量，基礎代謝率就會下降；好比從正常的1300卡掉到1000卡，這時即使只吃1200卡比以前少，那還是會變胖。

➲ 快做「輕斷食」瘦身！

藉由每週2天少吃，既不影響代謝率，反而能透過斷食日「調整高蛋白質食物的攝取量」，利用蛋白質產熱效益高、消化吸收需時較長，不易產生饑餓感。蛋白質也能維持正常代謝機能，不會因吃得少就讓基礎代謝率下降。

TYPE B 過量運動，卻還是變壯的人！

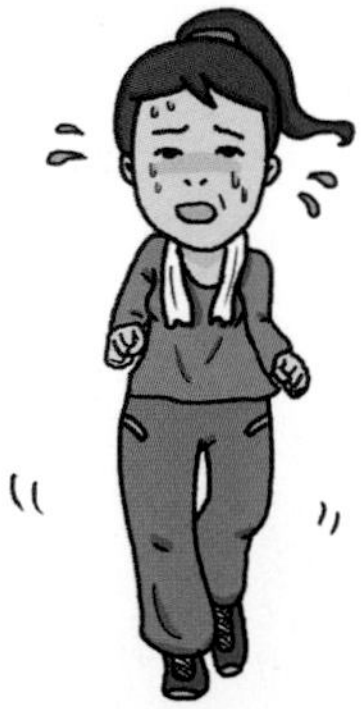

➲ 檢視妳的生活＆飲食習慣

- □運動時喘到沒辦法說話？
- □因為運動覺得可以多吃一些？
- □運動後立刻吃東西？
- □光運動，食物照樣吃很多？

➲ 了解運動過量為什麼會胖

很多人會為了減重而運動，但卻經常忽略要做對運動才有效；如果只是跟流行慢跑、重量訓練卻不持久。運動強度太大消耗的是葡萄糖，不會減到脂肪。最好以快走、有氧舞蹈為主，運動時以「可以說話，但無法唱歌」為判斷依據。做完運動後，要暫時忍住饑餓；此時進食會破壞脂肪燃燒的過程，如果真的很餓，先喝溫開水，過2小時後再吃東西。

➲ 快做「輕斷食」瘦身！

「輕斷食」雖然不強調運動，但適量的有氧運動可以提升新陳代謝。本書中，我示範2個簡單卻能訓練到全身肌力的動作，只要常用零碎的幾分鐘練習，身材曲線就能更完美（見第120～123頁）。

TYPE C 吃減肥藥，卻越減越肥的人！

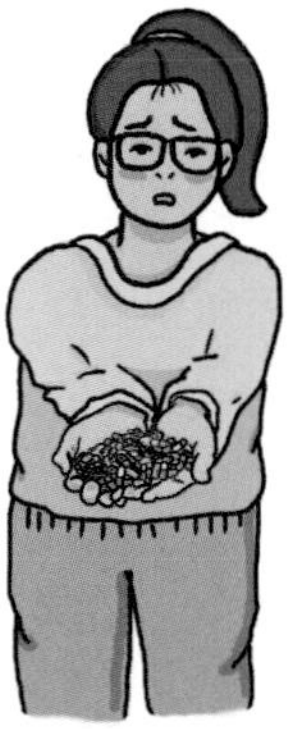

檢視妳的生活＆飲食習慣

- ☐ 以為吃了減肥藥，就能大吃？
- ☐ 吃了減肥藥後，會食慾不振？
- ☐ 聽信廣告，什麼減肥藥都吃？
- ☐ 晚上睡不著，白天會暈眩？

了解吃減肥藥為什麼會胖

目前合法減肥藥只剩下「羅氏鮮」，主要功能在抑制腸道對脂肪的吸收，常聽民眾抱怨會造成腹瀉、拉油等等情況，對於生活造成許多不便，如果長期食用還會造成「脂溶性維生素」缺乏，導致嚴重的副作用。而且羅氏鮮只有抑制脂肪吸收，澱粉、蛋白質照樣吸收，多吃還是胖。

快做「輕斷食」瘦身！

我十幾年在臨床案例上，看過因不當服用減肥藥住院、洗腎、甚至送命的人不在少數。

因此，我推廣不吃藥、也不需勉強意志力的「輕斷食減肥法」，只要透過2天少吃就能成功變瘦，過程安全，而且還有益提升健康。

TYPE D 吃素減肥，卻越吃越腫的人！

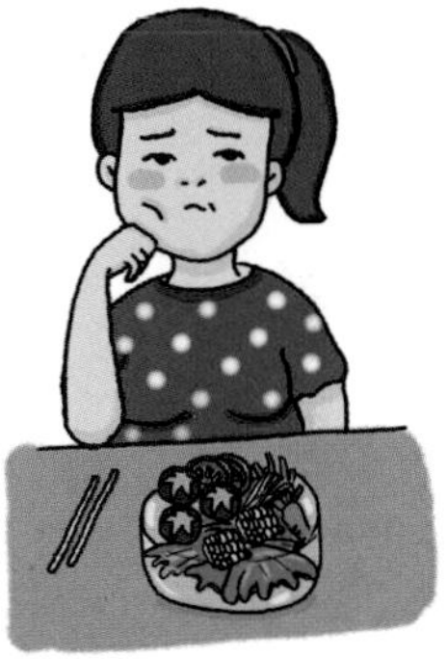

檢視妳的生活＆飲食習慣

- ☐ 常吃素食加工品？
- ☐ 擔心沒味道，常放重鹹？
- ☐ 攝取太多澱粉質？
- ☐ 愛吃炸物、攝取太多油脂？

了解吃素為什麼會胖

對吃素的觀念如果片面偏頗，例如：以為只要「不吃肉」，或只吃蔬菜水果就會瘦，長久就會導致營養失衡；再者，吃過多加工精製的素食品，及採用不利健康的炸、煎等烹調法，讓吃素反而給身體增添負擔。此外，為了讓口感更美味，某些素食業者常會加較多的油、糖、鹽，甚至添加物來烹煮；素食加工食品如素肉、素丸子等的熱量也偏高，因此才會越吃素越虛胖！

快做「輕斷食」瘦身！

我常跟學員說：「會變胖不是營養過多，而是營養不均衡。」想用吃素來減肥會無效就是同樣道理。而本書的輕斷食不限制食材，居家和外食都有多種在地化的選擇，鼓勵大家攝取多方面營養，以保持體力對抗肥胖——只要食材挑對了、烹調方法對了，想吃什麼就吃什麼！

想變美回春的人

↓輕斷食活化「青春基因」，讓身體、肌膚變年輕！

偶爾定量的斷食，可以讓人變年輕不是神話，而且我在減重班也看到好多實證，很多媽媽姐姐都因為變瘦而顯得年輕、有自信。

我以前讀過一個小故事，在日本沖繩的養雞場，聽說母雞從開始生蛋之後，大約一年就會疲憊不堪，所生的蛋水份會變多，產卵的比例也會下降，羽毛的顏色也不如以往鮮豔。此時必須讓牠們斷食3天，3天後母雞就會變得和剛開始生蛋的雞一樣年輕，所生出來的雞蛋的品質也和年輕的雞沒什麼兩樣。

如前文說過輕斷食的科學功效，它會喚醒身體基因修復受損的能力，使細胞活化；讓免疫系統備戰，其中體內的「吞噬細胞」活力加強，以超過平時10倍以上能力發揮作用，清理受損的器官、組織和細胞，同時加快代謝廢物的速率；還會幫助腸胃中的益生菌和菌叢，促進腸胃的蠕動。

尤其，**適度的饑餓會促使腦下垂體分泌的「神經滋養因子」增加，達到活化、更新，甚至年輕身體細胞的目標。**

當妳開始實行「500卡輕斷食」2~3週後，消化器官能得到足夠的休息，使排泄系統顯著增強，而讓身體排掉平常無法排出的大量毒素，也就是糞便量增加，這樣的好轉反應，會讓肌膚同時排毒變得有光澤，所以皮膚問題多、想要皮膚好的人也值得試試「輕斷食」。

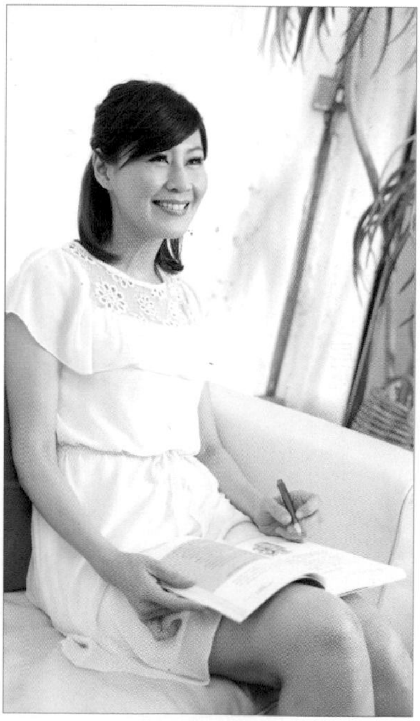

想要健康的人 ⬇ 定量少吃就能擺脫吃太多造成的炎症、三高！

台灣肥胖人數不斷攀升，根據最新統計，已經突破千萬人大關，居「亞洲第一胖」（成年男性有1/2、女性有1/3、兒童有1/4為過重或肥胖）。加上現代人習慣外食，容易吃進過多調味料及化學加工品，**「吃太多」又「吃太假」，產生了越來越多醫生只能搖頭的慢性病**。

肥胖會造成血液中三酸甘油脂的濃度增加，和胰島素分泌失衡，導致三高（高血壓、高血脂、高血糖）的發生和惡化；肥胖（體脂肪過高）還會導致細胞組織增大，細胞間隙縮小，導致細胞缺氧、壞死，如此則免疫系統的「吞噬細胞」為了清理死亡細胞遺體，形成「細胞的浸潤作用」，讓妳體內一直處於「慢性發炎現象」。

肥胖還可能導致痛風、脂肪肝、膽結石、多囊性卵巢囊腫、退化性關節炎、睡眠呼吸終止症，與多種腫瘤、癌症更有直接關係。我們真的要常提醒自己，肥胖這個看似單一的健康問題，竟能造成這麼多、這麼恐怖的病痛，實在別再掉以輕心！

事實上，只要減少身體攝取過多的熱量，定期進行輕斷食，讓工作過度的消化系統休息，讓受傷的細胞得以修復再生，便能順利排出老廢毒素，恢復細胞和組織的功能。

而腸內環境經過排淨後，好菌有了發揮的空間，免疫力自然大幅提升。那些讓腸內環境惡化的壞菌之所以會增加，最主要就是飲食過量、不定時和身心壓力。

所以想要提高自癒力的妳，現在就試試看2天的輕斷食，馬上讓身體充滿以前沒有感受過的清新能量。

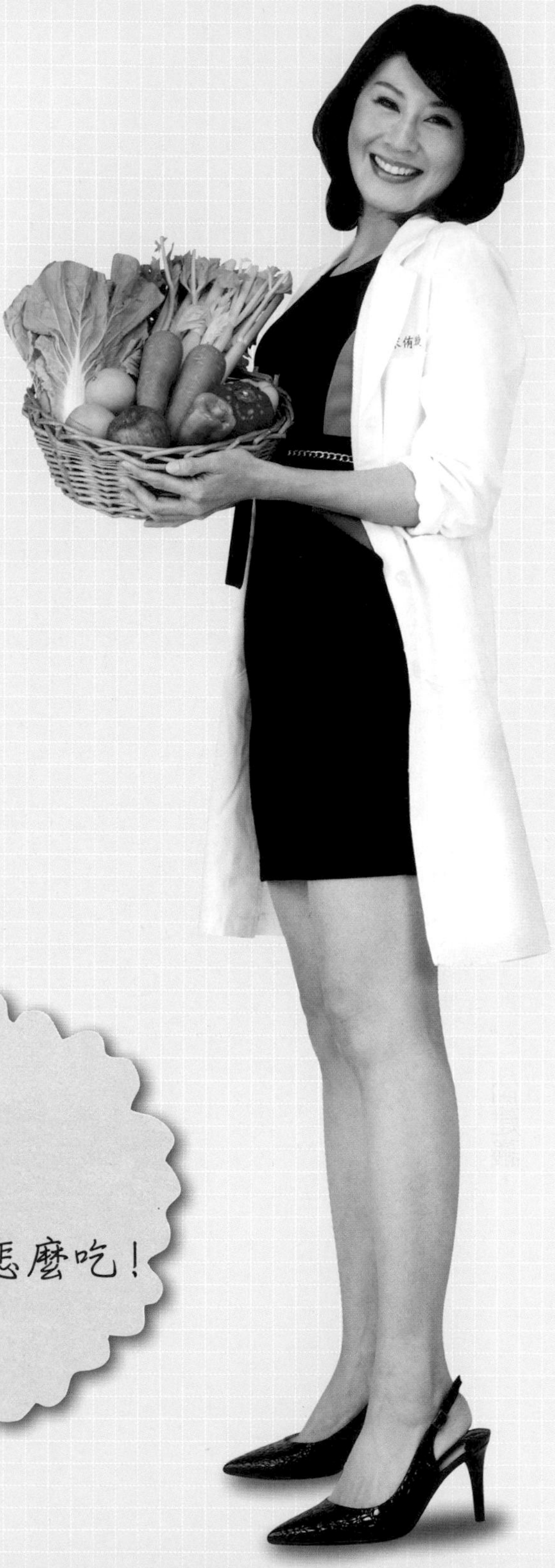

想變瘦，
關鍵在妳怎麼吃！

PART 2

【超簡單瘦身飲食！】

「輕斷食」這樣做，1週2天少吃點就能瘦！

營養師教妳，掌握6大要領＋6大建議，一輩子不復胖！

- 順利執行「輕斷食」的6大要領！
- 讓「輕斷食」效果事半功倍的6個建議！
- 大家最想知道的「500卡輕斷食」Q&A！

順利執行 輕斷食的6大要領！

「只要2天吃500卡輕斷食」這個瘦身方式，在世界各地成功案例無數，根據我親身體驗及實行學員的說法，歸納出6大關鍵要領，幫忙還在猶疑的妳，助一臂之力！

要領1 不用考慮太多，馬上就去做！

想要減肥的人，一般分為有2種的心理：一是心態積極卻半途而廢，下定決心今天要去運動的同時，卻沒有適合的衣服和鞋子，或是遇到下雨……直接宣告「下次再說！」。另一種人是嘴裡喊著要減肥，下一秒又說家裡還有食物沒吃完；或是明天要聚餐等等……！如此給自己藉口或是嫌麻煩，體重數字又會步步高升，瘦身行動卻遙遙無期。

而**「輕斷食」不用考慮，不需要心理準備，馬上就能執行**，1週只要選定2天吃設計的輕食菜單，那麼，隔天又能和朋友聚餐，吃想吃的東西，完全不會痛苦。

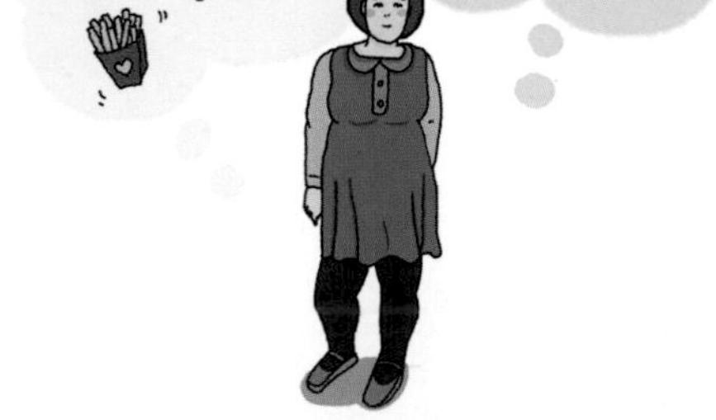

↑想減肥的人，總是和美食、運動拔河。只要進行「輕斷食」同樣享受美食，不必運動就能成功瘦身。

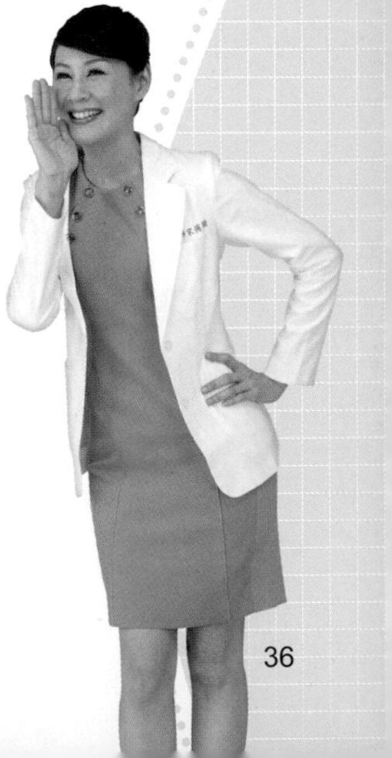

要領2 週一、週四，吃500卡！

先前提到1個禮拜選定2天輕斷食，而在我試驗過後，發覺**週一和週四是最適合斷食的日子**。通常週五、週六和週日都是大家聚會、外食的時間，那就放心的吃喝吧！但是到了週一就稍稍煞車，利用斷食的機會清整腸胃，接著，週二、週三回復正常飲食，週四再控制一下。如此的反覆進行，妳會漸漸發現，這麼輕鬆執行，褲頭也小了一號。

斷食日吃500卡，早晚餐攝食重點

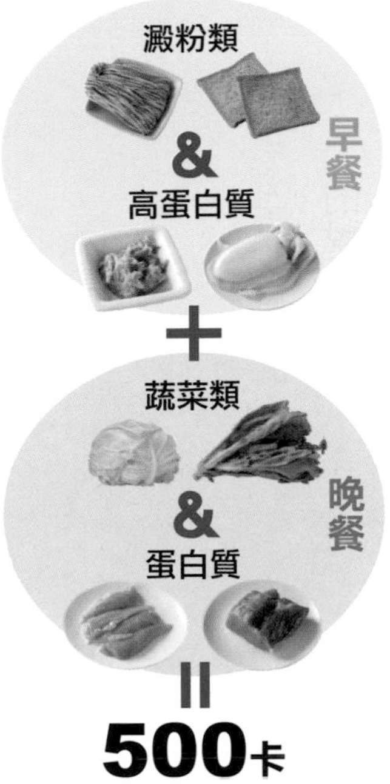
早餐
澱粉類
&
高蛋白質
+
晚餐
蔬菜類
&
蛋白質
=
500卡

要領3 斷食日吃500卡，分成早晚兩餐！

斷食日的500卡，我建議分在早餐及晚餐吃。**早餐是人體最重要的一餐，且應該適量攝取澱粉類及高蛋白質的食物，讓肚子有飽足感，順利度過中餐**。事實上，根據美國食品科學學會（IFT）研究顯示，不吃早餐的人，體重普遍較重，因為沒有吃早餐，會觸發腦部對高熱量的渴望，因此容易在下一餐吃得過量。另一方面，不吃早餐易造成消化不良，此外，容易在皮下堆積脂肪。

而晚餐則是減肥成敗的關鍵，因此我在設計晚餐菜單時，多半以蔬菜類搭配蛋白質為主，在晚餐攝取足夠的蛋白質，可以讓人在睡眠時，增加腦下垂體生長激素的分泌，有助於新陳代謝的提升，加強減肥成效。

要領4 斷食日選擇優質蛋白質&低GI的食物！

只吃500卡又得要維持一整天的活動力，關鍵就在食物的選擇。500卡約等於一個烤魚便當，也可以是一個太陽餅，試想看看，哪一樣比較有飽足感且能獲得營養呢？

不論是瘦身食譜還是外食建議，既要符合低熱量，同時兼顧均衡；因此，我特別挑選「優質蛋白質」和「低升糖指數（Glycemic Index）」的食物組合。「優質蛋白質」與脂肪燃燒及醣類代謝有關，所以想要瘦身的人，**一定要補充足夠的蛋白質，來增加飽足感，進而讓人吃相對較少的澱粉。例如：雞蛋、雞胸肉、豆腐、豆漿等**。

而主食方面，我建議**選擇「低升糖指數」的食材，比方說，全麥吐司、蕎麥麵、地瓜等**，這一類食物雖然看起來都屬於澱粉類，但吃進身體後，消化速度慢，可避免血糖上升太快，且不容易有飢餓感，一整天中緩緩釋放熱量，又不會累積脂肪，有助減重。

要領5 要選擇低脂、少油的料理方式！

前陣子全台灣陷入「食油危機」，有減重班同學擅自用「豬油」炒菜，結果回診時體重都沒降，她告訴我絕對沒偷吃，歸咎原因就是用錯油。豬油含有較多的飽和脂肪酸，而且沒有人體需要的必需脂肪酸，是屬於不必要的油脂，如果不小心攝取過量，容易造成體重停擺甚至變胖。

我常說人體就像一部車子，具有好的性能外，也要有好的燃油才跑得遠。如同減肥妳吃得再少，但卻用過多油脂烹調，也是功虧一簣。因此我設計的料理中，**都以「單元不飽和脂肪酸」的植物油烹調**，不僅可以降低膽固醇、且油量減半，先讓身體健康，自然就容易瘦下來。

要領6 5天正常吃，熱量控制在1800卡內！

我先前提到，2天斷食，5天正常吃，而所謂的「正常吃」絕對不是叫妳暴飲暴食，或來一場「美食接力賽」，那麼，妳減肥的時間勢必要拉長了！

一般來說，女生一天應控制在攝取1800卡以內，大約是三餐都吃排骨便當的熱量，其實很多吧！而更精確有效率的作法，則是要**根據妳的「身高、體重、年齡、活動係數」4大要素，算出妳一天所需的熱量**，那麼，就不怕吃過多，而延長減肥時間了！

以下為減重營養班所設計的「卡路里計算機」，只要填下各項數字，就能算出正確的基礎代謝率（BMR），再乘上「活動係數」即可知道，另外5天正常吃的最佳熱量範圍。

瘦の小講堂

每日所需熱量卡路里計算機

基礎代謝量 × 活動係數 = 每日所需熱量 ≒ 正常吃的熱量

女 基礎代謝率(BMR) = 655 + [9.6 × 體重(kg)] + [1.8 × 身高(cm)] − (4.7 × 年紀)

男 基礎代謝率(BMR) = 66 + [13.7 × 體重(kg)] + [5 × 身高(cm)] − (6.8 × 年紀)

活動係數 **1** ➡ **基礎代謝量**（躺著不動一整天）
活動係數 **1.2** ➡ **辦公室坐整天型**（幾乎很少或沒運動）
活動係數 **1.375** ➡ **輕度活動型**（每週運動1～2次）
活動係數 **1.55** ➡ **中度運動型**（每週運動3到5次）
活動係數 **1.725** ➡ **重度運動型**（每週運動6～7次）
活動係數 **1.9** ➡ **體力勞動型**（每天重度運動或重勞力工作者）

以我為例，身高175公分，體重58公斤，年紀35歲，
基礎代謝率為1362卡，乘上輕度活動係數1.375，大約等於1873卡，
所以另外5天，我可以吃到約1800卡的食物。

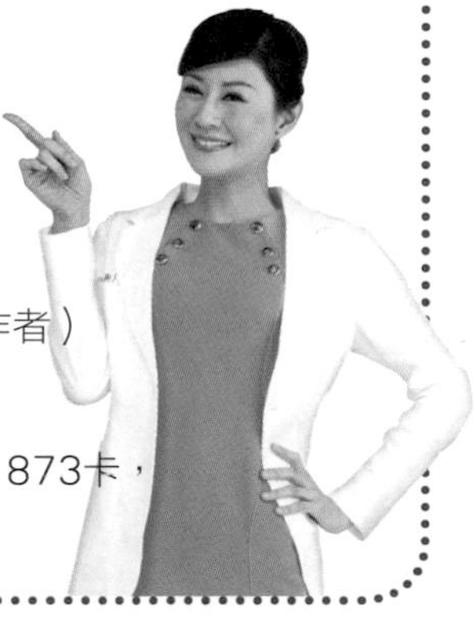

輕斷食
瘦身祕技

2 讓輕斷食效果事半功倍的6個建議！

在知道輕斷食的要領後，接下來，只要根據以下的建議，就能在1個月內有效減少4公斤，就算之後恢復飲食，也能維持良好生活習慣，不易復胖！

建議1 與家人或朋友一起進行輕斷食，互相監督！

在減肥道路上，最害怕孤軍奮鬥，因此能找到志同道合的親友一起努力，顯得格外重要。根據我在減重班教學的經驗，媽媽帶女兒、朋友結伴一起來減肥的效果都比較好，而且還能互相監督有沒有偷懶、一起檢討成果，更能激起瘦下來的決心。

建議2 事先準備斷食日的食物，方便食用！

為了讓輕斷食進行得更順利，盡量在斷食日當天不去想「要吃什麼？」或是在腦海裡盤旋各式美食，因此，在前一天趕緊根據斷食菜單選定要吃什麼，並且準備好，以免在翻冰箱、逛超市時又忍不住多買了冰淇淋、餅乾，結果只是提高斷食的難度罷了！

建議3

學會看懂食品的熱量及標示份量！

在指導減重班學員的過程中，最常被她們問到，該怎麼選擇市售的食品，包裝上的熱量怎麼看才準確。我想這些問題，應該常常發生在正要減重的人身上吧！

買吃的東西時，包裝上一定都會加註「營養標示」，目前被食安法規範，至少要提供8項標示項目和份量，其中，我們最應該要注意的是：

❶份量⬇每一份量為多少重量，包裝內含幾份。

❷熱量⬇每份含有多少卡，越低越好。

❸脂肪⬇每份含量為多少公克。尤其要特別注意「飽和脂肪」及「反式脂肪」的含量，要越低甚至是零。

❹鈉含量⬇每份含有多少毫克／mg，越低越好。

健康成人1天「鈉」建議量為2400mg，平均分成三餐為800mg，大約有300mg來自天然食物，一旦攝取太多鈉身體會水腫，所以看到**食品標示裡鈉含量超過500mg的，就請乖乖放回去唷！**

然而，還是很多人會忽略營養標示上的陷阱，以左圖為例，標示上寫著熱量80卡，就會有人以為是一整包吃完才80卡，事實上，應是「本包裝含9份，每份80卡」因此，代表整包內容物都吃完，總共攝取了720卡！

所以我建議，在下手買食品前，一定要**「停」**（想想我真的要現在買來吃嗎？吃完又要延長減肥的日子）、**「看」**（看看手上拿的食品營養標示），**「聽」**（聽聽別人的建議，吃了對瘦身有沒有幫助呢！）

營養標示	
每1份量16公克	
本包裝含9份	每份
熱量	80卡
蛋白質	1.5公克
脂肪	3.5公克
飽和脂肪	1.5公克
反式脂肪	0公克
碳水化合物	10.5公克
鈉	109毫克

↑購買食物時，一定要看熱量、脂肪、鈉含量越低越好，以免吃錯，徒增肥

建議4 有點餓就喝水，一定要有饑餓感才進食！

剛開始進行輕斷食，肚子一定很快就餓了，這時候千萬不能隨意吃東西，必須要先判斷妳是「嘴饞」還是「肚子餓」，只是嘴饞時，肚子是不會咕咕叫，就算吃一點點也無法滿足；而肚子餓大約會發生在進食後的2至3個小時，且肚子會咕嚕咕嚕叫，這時候喝水就能得到暫時的飽足感。因此**在輕斷食的過程中，如果感到肚子餓，我建議妳：**

- **應該先喝杯溫開水，至少抗拒食慾10分鐘，妳會發現等一下就沒有饑餓感了。**
- **假如饑餓感持續且明顯，可以去爬爬樓梯，大約3層樓的樓梯爬個2遍，會發現饑餓感幾乎不見了。**
- **再不行就挑選低升糖指數的食物充饑，例如：1湯匙堅果、無糖花草茶或高纖無糖豆漿等等。**

建議5 飯前喝湯，選擇清湯、蔬菜湯易有飽足感！

想要快點達到自己的理想體重，利用一點撇步就能成功。根據日本實驗證明，**飯前喝1碗熱湯再吃飯，平均1年可以減掉7.2公斤**。

在飯前喝湯會變瘦，主要原因是增加飽足感，減少食慾，同時潤滑消化道，防止食物刺激消化道粘膜，且湯水也有助於食物的稀釋和攪拌，可以幫助胃腸的消化和吸收。

選擇湯品時，我建議以熱量較低的「清湯」、高纖維的「蔬菜湯」為主，避開勾芡、濃湯等熱量較高的類型。

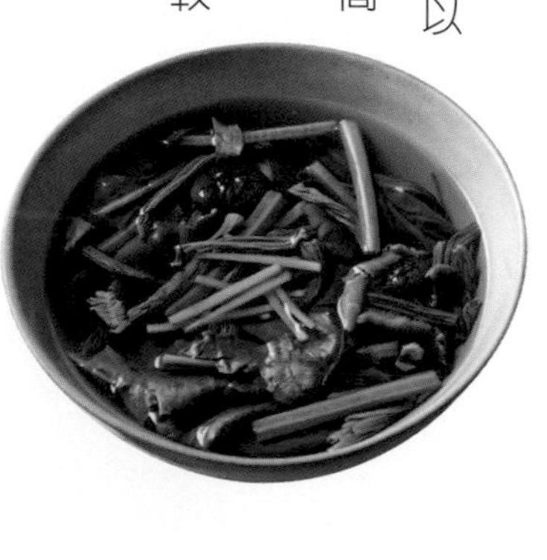

建議6 每個禮拜定期測量體重，增強動力！

減重期間最興奮莫過於站上體重機，看到數字往下掉！即使是1公斤，甚至只有0.1公斤，都能加強自己瘦下來的信心。

然而量體重是有秘訣的，我建議在早晨起床上完廁所後，並穿著輕薄的衣服量，最好每週固定同一天、同一時間、穿著同樣的衣服，才能準確知道體重數值變化。

我要特別提醒的是，控制飲食來減重，體重不一定會每週下降，因此不要為0.1、0.2公斤錙銖必較，傷透腦筋，其實最好的方法，**可以試試看常穿的褲子是不是鬆了**？衣服變大件了……等等，一樣可以從中得到很棒的成就感！

瘦の小講堂

減重停滯期也有分真假？

我經常遇到學員很失落的說，現在是停滯期了，體重好久都沒下降！但，其實停滯期也有分真假，先問問自己：

- ☐早餐有沒有吃？
- ☐有沒有偷吃東西？
- ☐蔬菜吃的量夠不夠？
- ☐幾點睡覺？
- ☐水份攝取足夠嗎？
- ☐有沒有運動？

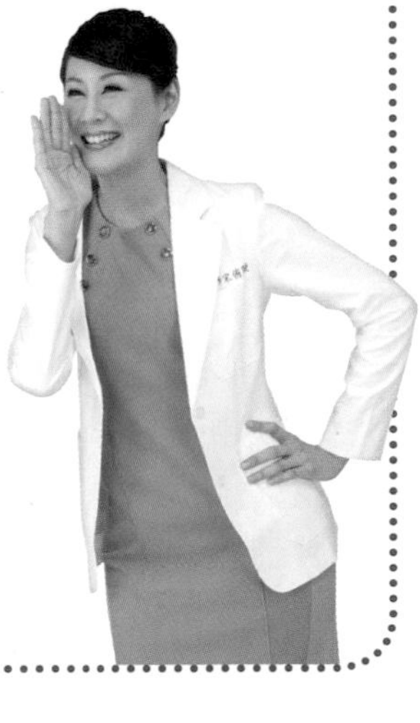

問題如有超過4個答案選「是」，那妳可能是屬於假停滯期，而非真停滯期。那應該是妳的作息和飲食習慣犯規所導致體重停擺，只要恢復正常就能繼續瘦下來。

如果是真的遇到停滯期，也不必太擔心，其實換個角度想，是因為妳瘦了，身體正慢慢在適應妳的狀態，而啟動「保護機制」。千萬記住！減重是長期抗戰，妳不是一天就變胖很多，所以要瘦也得有耐心。

輕斷食瘦身祕技 3

大家最想知道的「500卡輕斷食」Q&A

我在上課時，總有學生對於「輕斷食」有很多疑問，現在我整理出來一起分享給大家，只要掌握撇步，要瘦很簡單！

Q1 斷食會不會很痛苦？很想吃東西時怎麼辦？

A 過去斷食法確實比較痛苦，從1天到1個月都有，而且中間還有階段性的嚴格控制，如果沒有強烈意志力，往往會失敗或是受傷。但是「500卡輕斷食」是1個禮拜只要執行2天，且都有持續的少量進食，而另外5天是想吃什麼就能吃什麼，我不認為這是一個痛苦的減肥方式。

如果在斷食日，因為饑餓非常想要吃東西，**我建議吃1小把堅果、或是多喝溫水讓腸胃保持溫潤，千萬別失心瘋的大吃**，那樣做會讓腸胃吸收更多熱量，破壞減重效果。

Q2 平日真的可以隨心吃嗎？麻辣鍋也能吃嗎？

A 非斷食日在攝取1800卡熱量（詳見P36～39）的前提下，可以想吃什麼就吃什麼。然而，遇到朋友邀約聚餐，要吃麻辣鍋、燒烤等等高熱量的食物時，「挑食」就變得非常重要。

一頓麻辣鍋，多油、高鹽、重辣，吃下來肯定超過1800大卡，如果想避免熱量破表，**「辣鍋」可以選擇放蒟蒻絲、金針菇、木耳等不易吸附油脂的食材；白鍋就能放青菜、豆腐及肉類海鮮等**；「沾醬」方面，可以使用白醋、蔥薑蒜末和白蘿蔔泥，這類辛香料有助加速新陳代謝。而且，切記少吃加工火鍋料或是沙茶醬等調味料。

魚片·蒟蒻
金針菇·黑木耳
不易吸油食材
↓
紅鍋

青菜·豆腐
肉類·海鮮
容易吸油食材
↓
白鍋

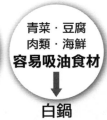

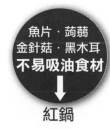

Q3 實行輕斷食瘦身，還需要搭配運動嗎？

A 減肥要成功，不外乎就是「消耗的熱量>吃進去的熱量」，也因此，任何減重方法，我都建議需要飲食及運動雙管齊下，除了加強本身的基礎代謝量之外，能夠多運動增加肌肉量，加速燃燒脂肪的速度，成效是最好的。

在減重班裡，通常我會安排學員1個禮拜至少上2天45分鐘的有氧課程，**1天只要做中強度的運動30分鐘以上，就能持續消耗脂肪超過6小時。**所以，如果妳想瘦得漂亮健康，在非斷食日時，可以做點運動加速減肥成果。

Q4 準備懷孕、正在懷孕的人，可以輕斷食嗎？

A 準備懷孕或是正在懷孕中的婦女，千萬不能斷食。因為需要足夠的營養供應胎兒發育，不應該為了怕胖而進行營養限制。若是在懷孕期間刻意減肥，讓胎兒長期處於半飢餓和半缺氧的狀態，日後可能導致孩子生長遲緩，甚至影響智力發展。但是，**懷孕期間有嚴重害喜而想吐的人，可以嘗試輕斷食的方法，稍微緩解不適感。**

Q5 還有什麼人不適合輕斷食？

A 雖然輕斷食對於促進身體健康、減重瘦身有顯著的功效，但遇到比較緊急的疾病、症狀時，就不適合使用輕斷食——

1. 15歲以下的兒童→因為處於發育生長階段，可能會有營養不足的情形。
2. 急性腹痛、急性盲腸炎→這類急性發炎症狀，必須立刻送醫動手術。
3. 胃潰瘍、十二指腸潰瘍、潰瘍性大腸炎→有嚴重出血的人。
4. 第1型糖尿病患者→大多是因為體內胰島素缺乏，不建議再使用輕斷食。

Q6 我想要瘦得更快，可以執行輕斷食至少3天嗎？

A 我所建議的1週2天輕斷食，做法較具彈性且簡單。如果妳已經持續輕斷食1個月，想要更積極的瘦身，我認為1個禮拜輕斷食3天，但**不要是連續3天，以免過度節食會有反彈效果。**

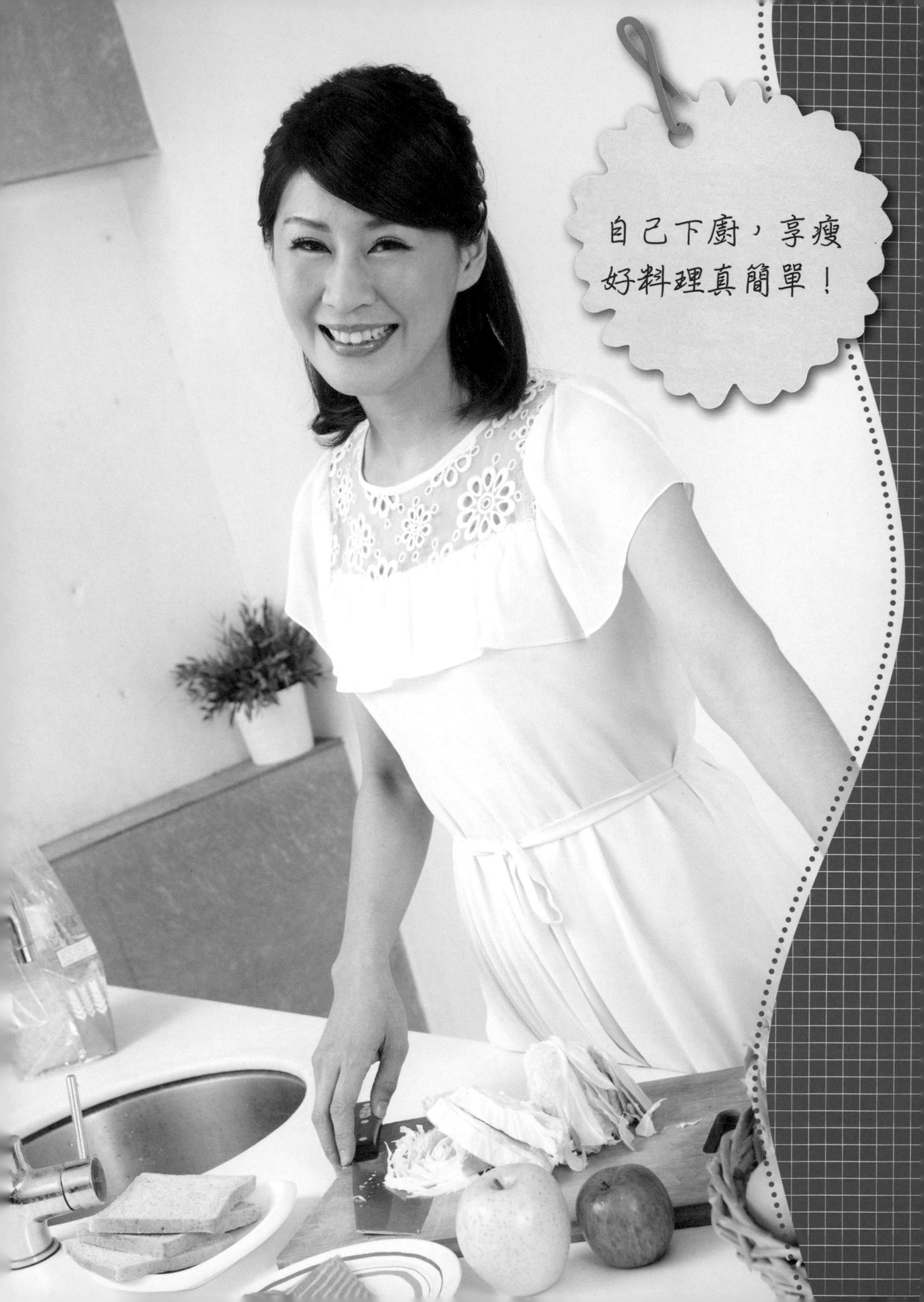
自己下廚，享瘦
好料理真簡單！

PART 3

【DIY享瘦菜單！】

週一、週四吃500卡輕食料理，營養又均衡！

營養師親自調配48道料理，早晚輕食菜單任妳吃！

- 輕斷食烹調秘訣5招大公開！
- 用手就能量出輕斷食日一餐可吃食物量！
- 營養師特調一日500卡24組、48道輕食餐！

1 輕斷食烹調秘訣5招大公開！

在輕斷食的6大要領（見P36~39）中提到，盡量選擇低GI或高蛋白質的食材，但萬一烹煮的方法不對，那麼，就容易吃進過多油脂或是使得食材營養流失。因此，我特別分享煮輕食餐的烹調秘訣，讓妳吃得飽又瘦得了！

秘訣1 食材盡量用蒸、煮的方式！

吃輕斷食料理，必須選擇天然、非加工的食材，一來是因為加工食品每製作一道程序，就會多增加熱量；二來可以確保吃進去的東西新鮮安全。

買對食材後，我建議肉類、海鮮可以用電鍋蒸，保留食材原味；而葉菜類則要用少油水炒或是汆燙的方式，以便使營養素釋放，讓身體更好吸收。**尤其油炒過的番茄，可以提高2至3倍「茄紅素」**的吸收率；另外，像是胡蘿蔔、波菜、菇類、蘆筍、包心菜以及甜椒類等經過加熱烹調後，會產生出更多的「類胡蘿蔔素」等加強抗氧化的功能。

秘訣2 選用植物油烹調！

食物中原本就含有油脂，這些「隱性」油脂，例如：肉、蛋、全脂奶等動物性油脂已含有多量的飽和脂肪酸，**因此選用料理油時，最好選擇植物性油脂，讓各種脂肪酸的攝取比例均衡。**

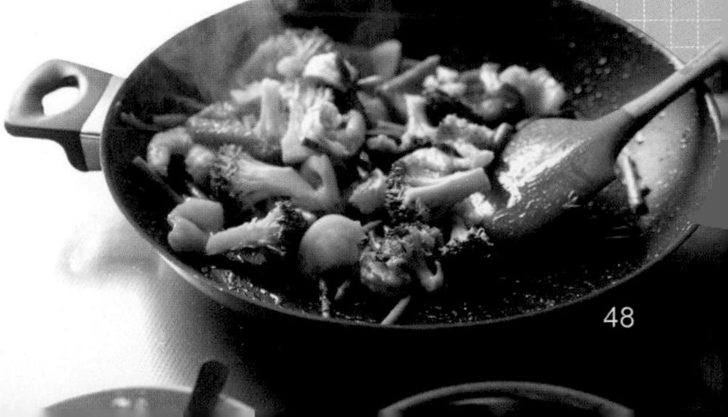

秘訣3 以不沾鍋煮食材，減少油量！

有些在減重的婆婆媽媽學員，都還習慣用大炒鍋煮菜，但是這種炒鍋容易沾黏食材，所以通常會習慣加進很多油以防黏鍋，而自己也不知不覺吃進了過量的油脂。在上課時，我都會建議煮輕食料理時，應該使用不沾鍋，以減少攝取高熱量的油脂。**如果不小心沾鍋了，就加水處理**，如此一來，就能維持低脂少油的料理原則了！

秘訣4 食材要去皮、切片後才秤量！

在斷食日，吃東西的分量都應該準確拿捏，才能精準的計算出熱量。**我建議先把要吃的食材處理好，該去皮的先去皮、必須切成適量大小的動作先做好後，再利用手（見P 50～51）秤出食用量**，那麼，就不用擔心吃過多或太少的問題。

秘訣5 增加生辣椒、白醋，豐富食物口味！

如果妳平常是個重口味的人，一開始接觸輕斷食可能會很痛苦。因此，可以在料理中盡量增添食物的口味，**像是生辣椒能提升鹹香味**；在烹調海鮮料理時，**加點白醋可以去腥**、並且增加鮮度。但是，特別注意不能加過多的醬油和鹽巴。

吃太鹹會增加高血壓、心臟病跟中風的風險。研究證明，高血壓、動脈硬化、冠動脈心臟病、中風，甚至胃癌，都與吃鹽過多有關。

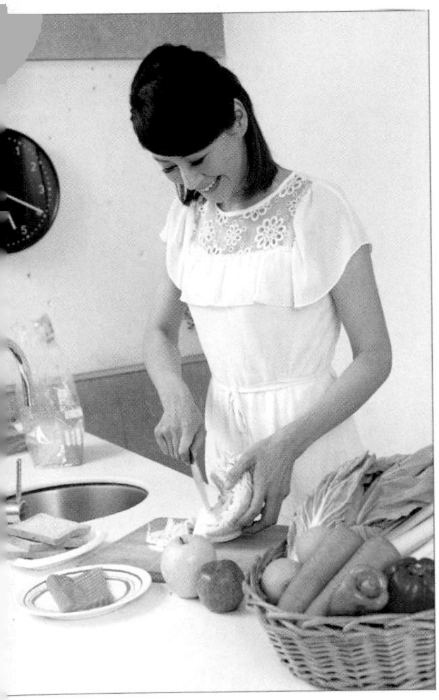

輕斷食
料理對策

2 用手就能量出輕斷食日一餐可吃食物量！

以前吃減肥餐都必須用磅秤量食物，比較麻煩。最近，我在英國網站Guard Your Health（www.guardyourhealth.com）上看到，他們利用手量出1天能吃的油脂、澱粉、肉類等份量。而我將食材和份量稍做調整，方便妳計算1餐250卡的輕斷食料理之熱量總合。

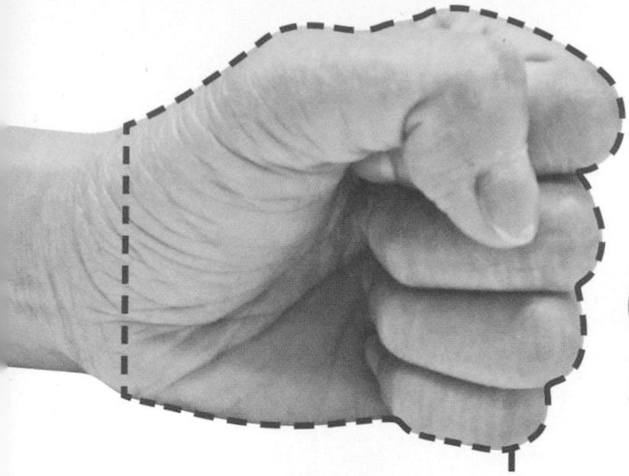

B 根莖類

1份根莖蔬果類
＝1個拳頭側面
＝50公克
＝約40卡

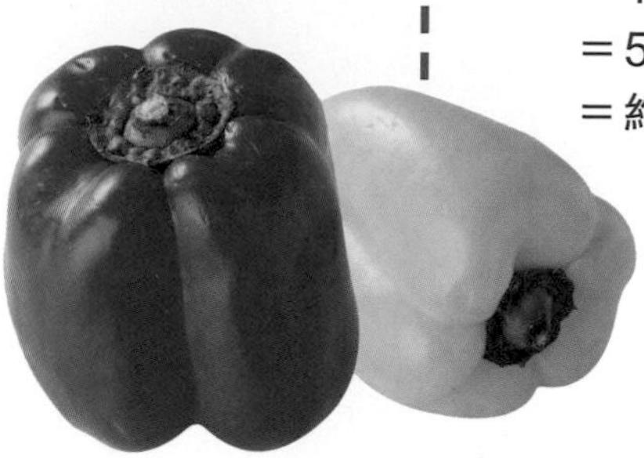

A 葉菜類

1份煮好的青菜（葉菜類）
＝1個巴掌大；1天至少2～3份
＝100克
＝30～50卡

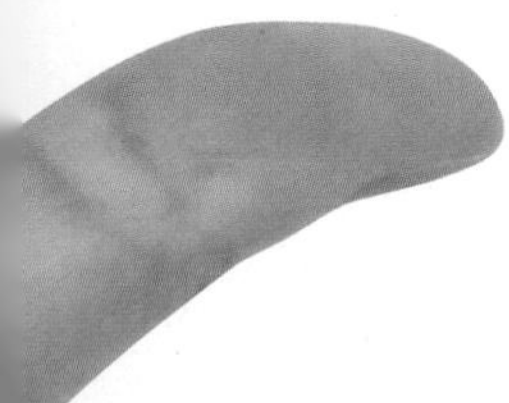

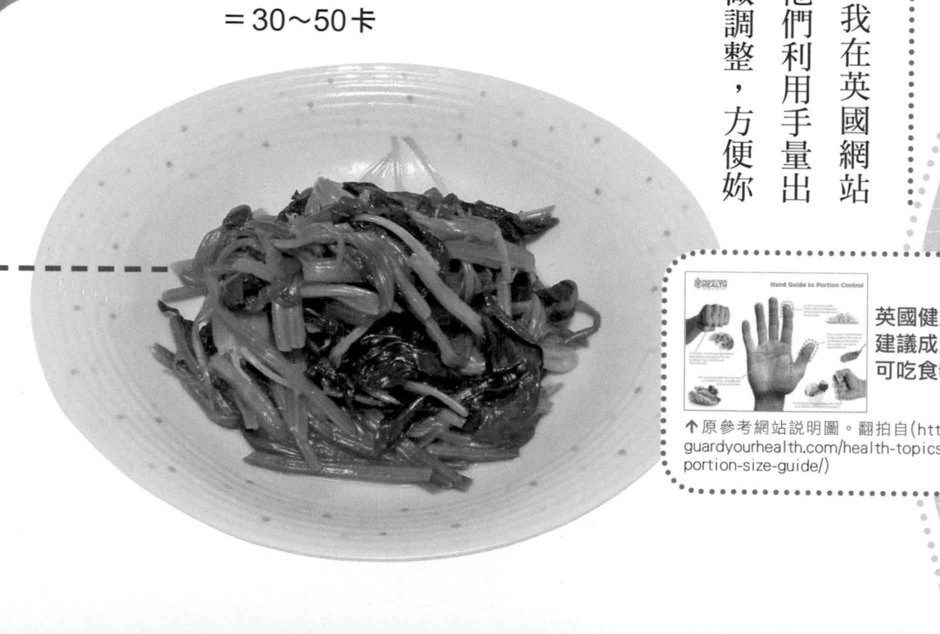

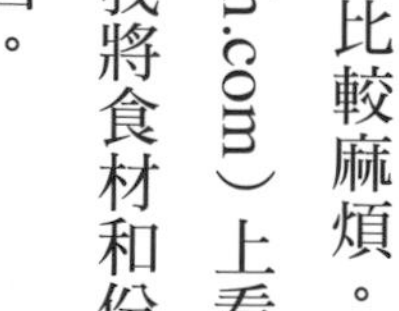

英國健康網站
建議成人1日
可吃食物攝取量

↑原參考網站説明圖。翻拍自(http://www.guardyourhealth.com/health-topics/nutrition/portion-size-guide/)

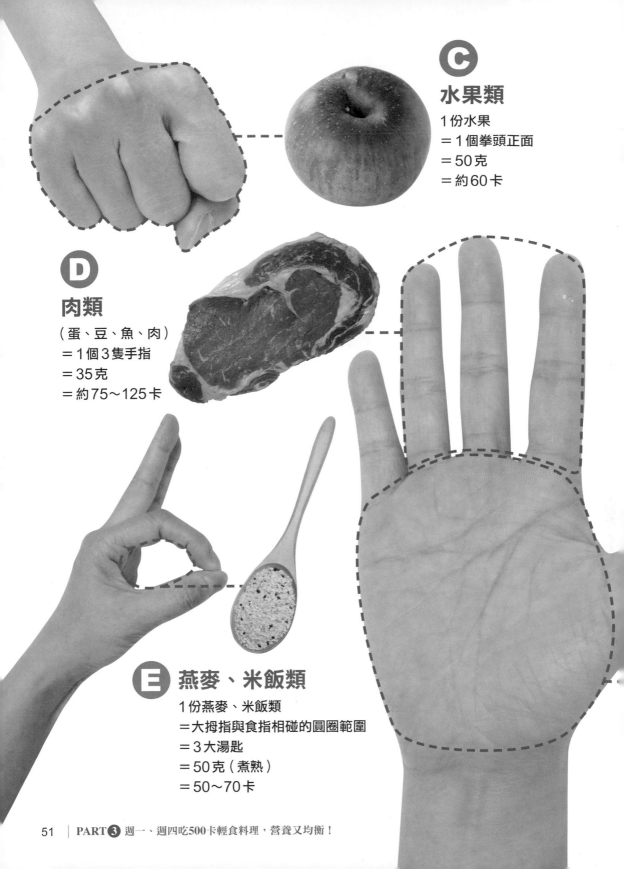

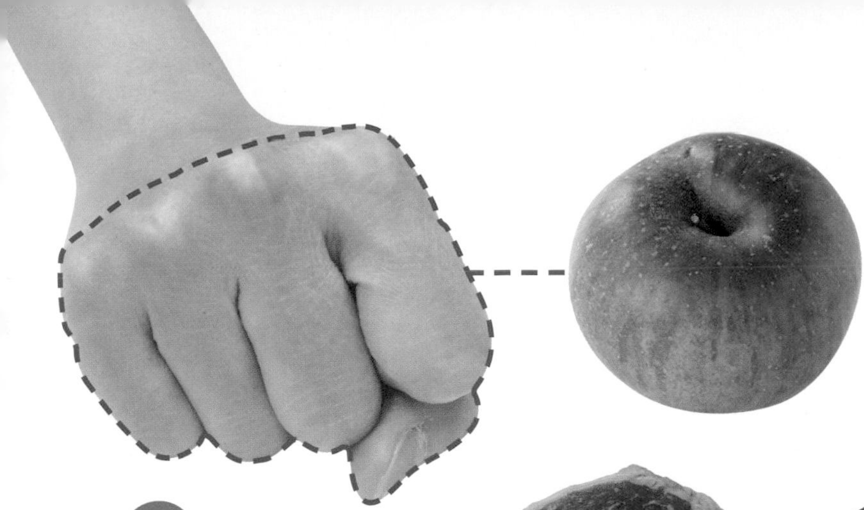

C 水果類

1份水果
＝1個拳頭正面
＝50克
＝約60卡

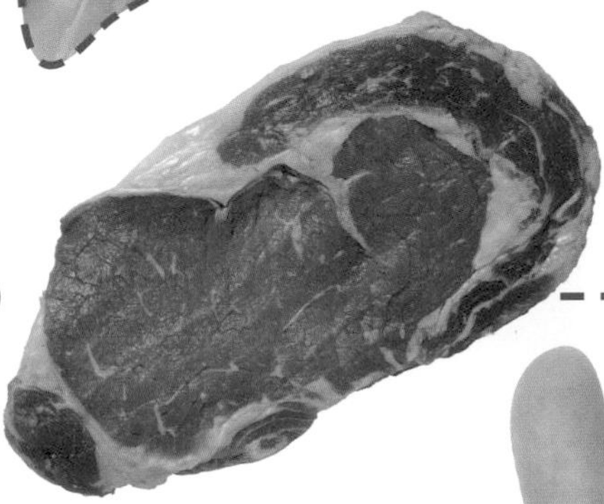

D 肉類

（蛋、豆、魚、肉）
＝1個3隻手指
＝35克
＝約75～125卡

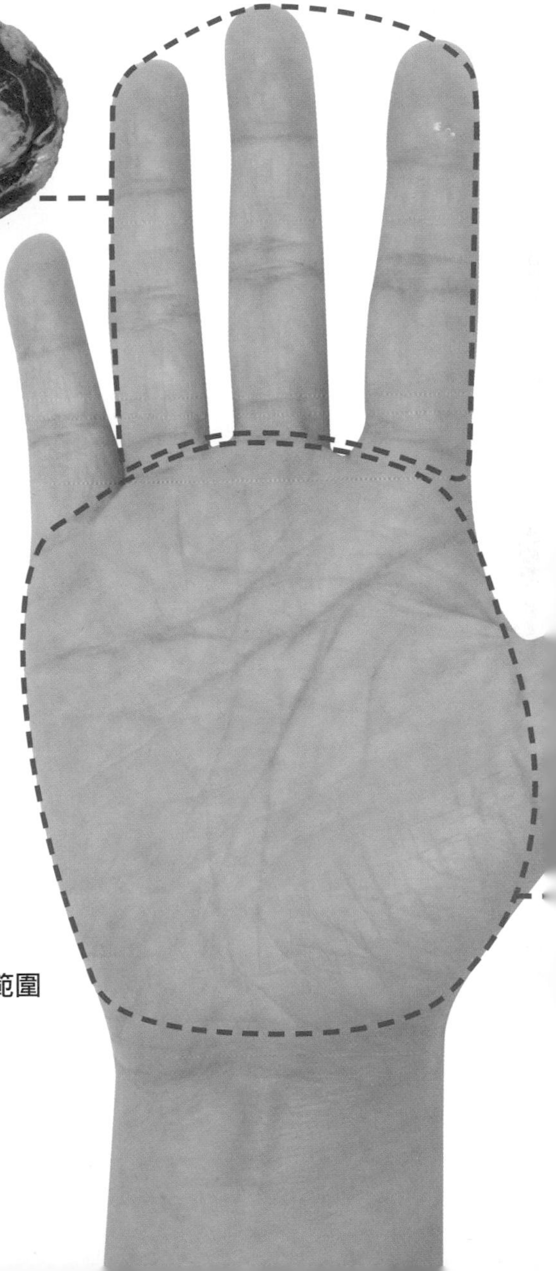

E 燕麥、米飯類

1份燕麥、米飯類
＝大拇指與食指相碰的圓圈範圍
＝3大湯匙
＝50克（煮熟）
＝50～70卡

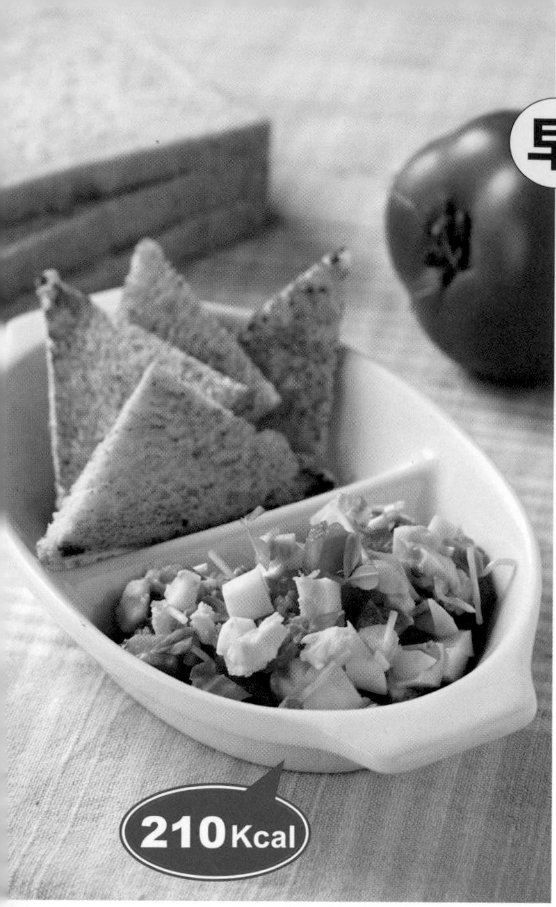

早 菜單組合 Set 01

全麥吐司番茄蛋沙拉

吐司夾蛋是最多人愛吃的早餐組合，但是外面賣得油脂太高。減肥期間不妨把水煮雞蛋與番茄拌在一起，配著全麥吐司吃，豐富口味又能獲得飽足感。

【材料】

- 全麥吐司1片
- 雞蛋1顆
- 牛番茄1顆（約拳頭大小）

【作法】

1. 將吐司4邊切掉，放進平底鍋乾烤1分鐘，使兩面稍微有點焦，起鍋後，切成4等份。
2. 起一鍋水，將雞蛋放入鍋中，開中火加熱，水滾後轉小火煮5分鐘，再關火燜5分鐘即可。
3. 將雞蛋剝殼後，切成小丁，備用。
4. 牛番茄洗淨後去蒂，切成小丁，拌入雞蛋丁中，即可食用。

瘦用小秘訣

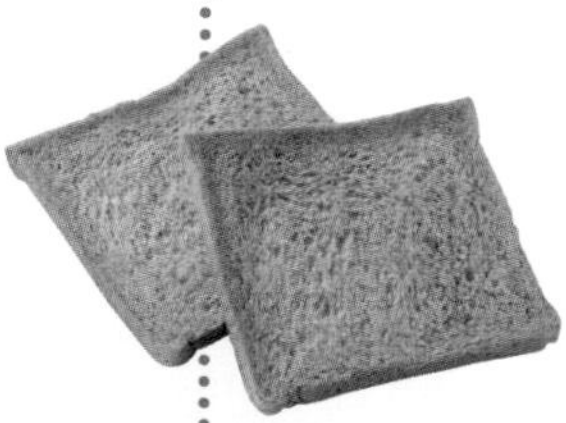

全麥吐司 ➡ 吐司切邊、不抹醬可以少吃進200大卡。

許多人喜歡吃吐司邊，卻沒想到這是吐司熱量最高的部分。事實上，烘烤吐司時，會在吐司模裡塗上一層奶油，讓妳不知不覺就吃進過多的脂肪；如果吃之前又塗上乳瑪琳、奶酥醬或是奶油去高溫烘烤，容易產生自由基，並且增加壞的膽固醇，造成身體的負擔。

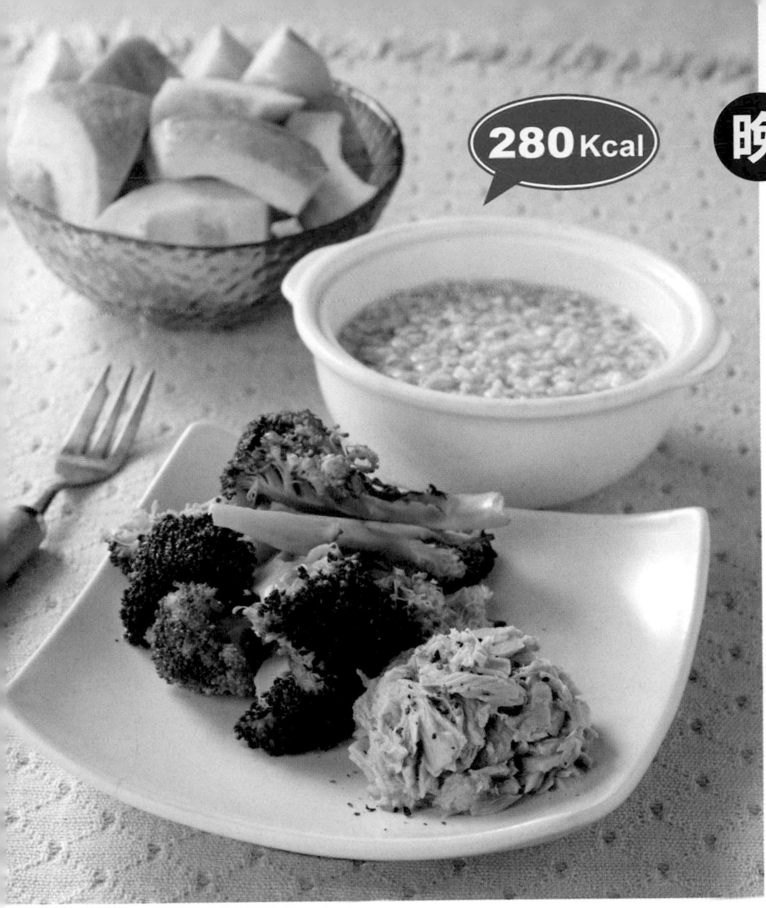

280 Kcal

晚

鮪魚燕麥粥

如果要將燕麥的優點發揮出來，最好選擇高蛋白質的食材一起食用。這道料理我選用低脂高蛋白的鮪魚，拌在燕麥粥裡鹹香好吃，再搭配綠花椰和水果，不僅熱量低又能吃得飽。

【材料】

・燕麥片3湯匙
・水煮鮪魚罐頭半罐（約50克）
・花椰菜1飯碗
・芭樂1顆

【作法】

1. 燕麥片以滾燙熱水300C.C.泡開，再加入50克水煮鮪魚罐頭，拌勻即可食用。
2. 另起一鍋水，水滾後放入花椰菜，待水再煮開後關火，灑一小匙鹽巴入鍋拌勻，再將花椰菜撈起。
3. 將芭樂洗淨，切成好入口的塊狀。

瘦用小秘訣

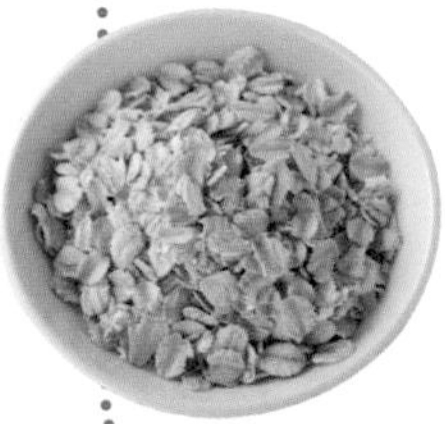

燕麥 ➡ 可延長在胃裡的時間，增加飽足感。

燕麥片吸水性強，吸足了水膨脹，體積增大，不但延長食物在胃裡的時間，增加飽足感。也因富含膳食纖維，有助預防心血管疾病、腹部脂肪堆積；水溶性纖維有助緩解腹瀉，也能增加腸道好菌。

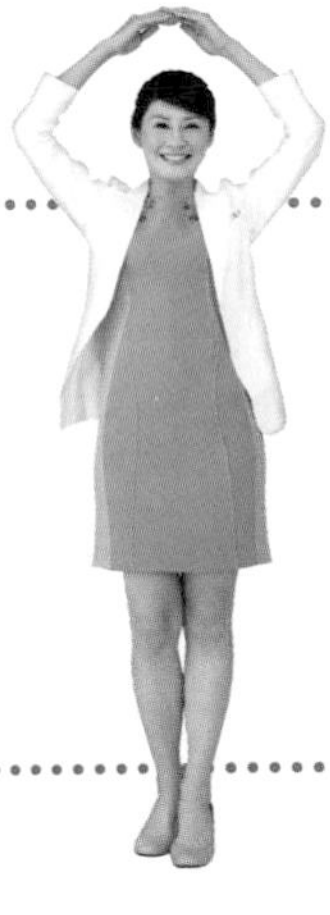

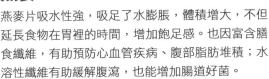

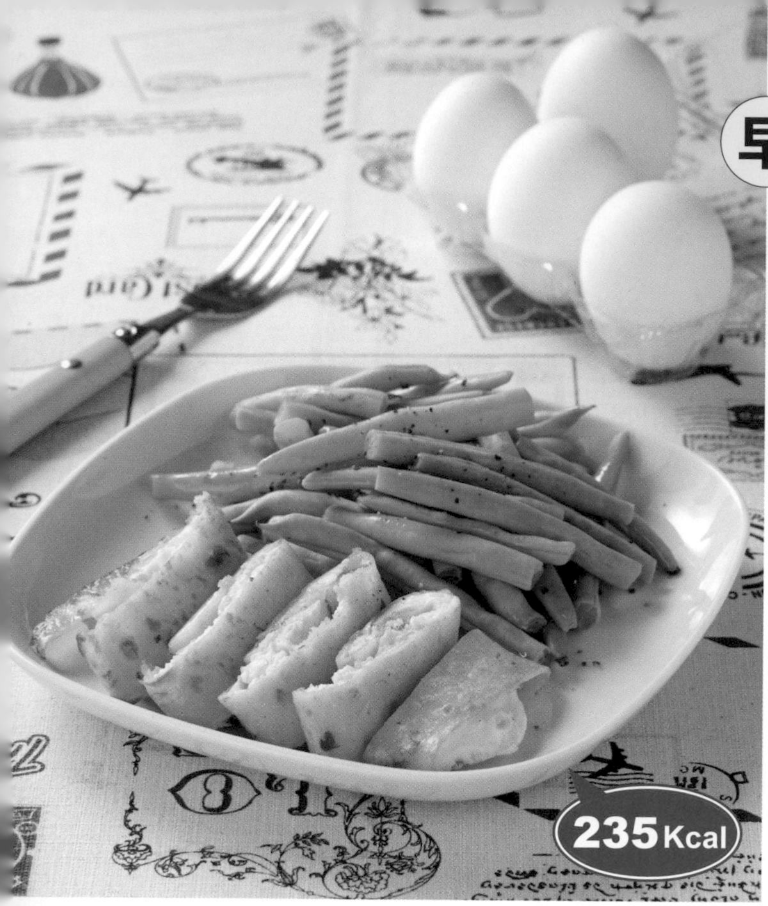

菜單組合 Set 02

早

四季豆蛋餅

蛋餅是大多數人早餐的選擇，但是一份早餐店的蛋餅熱量就高達400大卡。自製的蛋餅不僅把油量減到最少，搭配膳食纖維豐富的四季豆一起吃，營養又美味。

【材料】

- 雞蛋1顆
- 蔥末少許
- 葡萄籽油1小匙
- 蛋餅皮半片
- 四季豆1飯碗

【作法】

1. 將雞蛋打入碗中，加少許鹽及蔥末，備用。
2. 熱鍋後倒入1小匙葡萄籽油，將蛋液倒入鍋中。
3. 馬上將半片蛋餅皮蓋在蛋上，等待約1分鐘將蛋餅翻面，確定蛋都熟了後即可起鍋。
4. 將四季豆洗淨、去頭尾切段，備用。
5. 另起一鍋水，待水滾後將四季豆下鍋煮，煮至四季豆變色後，加入一小匙鹽即可撈起。

瘦用小秘訣

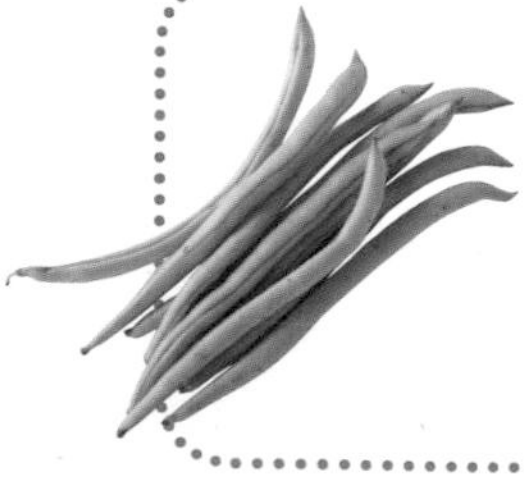

四季豆➡熱量超低，有效減少體脂肪堆積。

四季豆的熱量極低，100公克僅有28大卡，又富含膳食纖維，是許多減肥菜單的首選食材。此外，四季豆豆莢含有「酵素抑制劑」能穩定胰島素的分泌，所以能減少體脂肪堆積，進而有減肥功效。

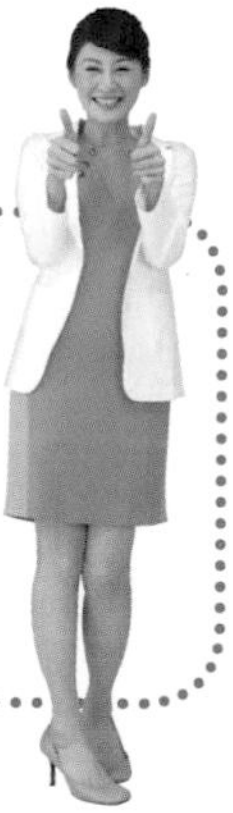

晚

瘦肉冬粉湯

減肥時，非常需要蛋白質補充，可以加速脂肪燃燒，因此這道菜，我提供低脂肪的瘦肉搭配碳水化合物低的冬粉和青菜，讓妳吃得飽又不會吸收過多油脂。

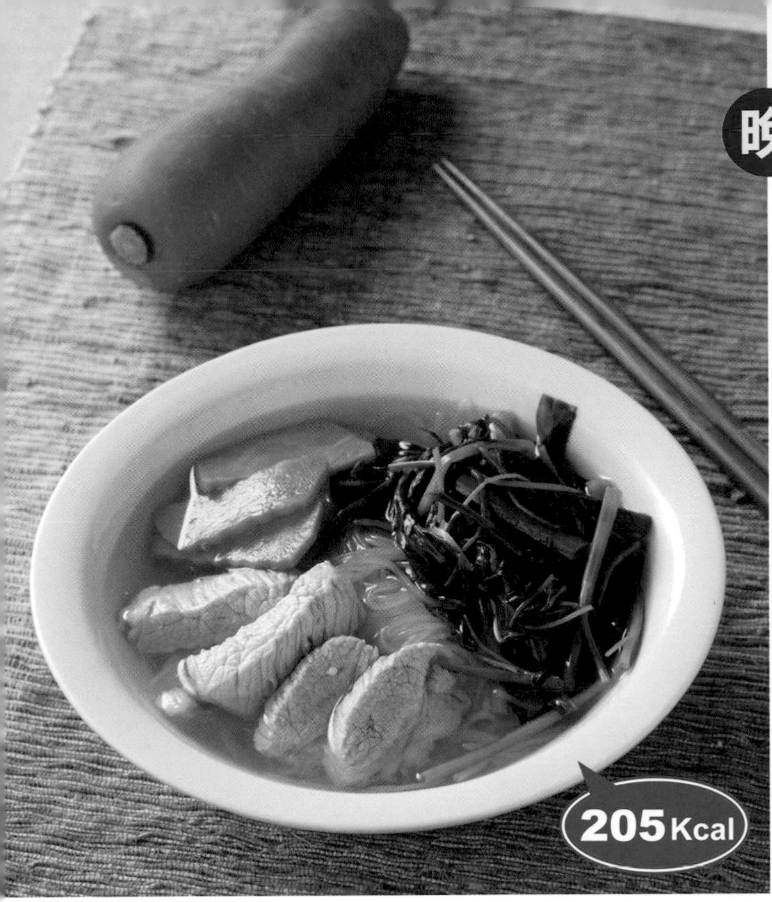

【材料】

- 冬粉半把
- 瘦豬肉35克
- 空心菜1／2把
- 紅蘿蔔1／3根

【作法】

1. 將冬粉泡水、豬肉洗淨切片、紅蘿蔔洗淨削皮切片、空心菜洗淨切段，備用。
2. 起一鍋水，水滾後依序放入紅蘿蔔、豬肉、冬粉，最後放入空心菜，等待菜熟後加入1小匙鹽即可食用。

瘦用小秘訣

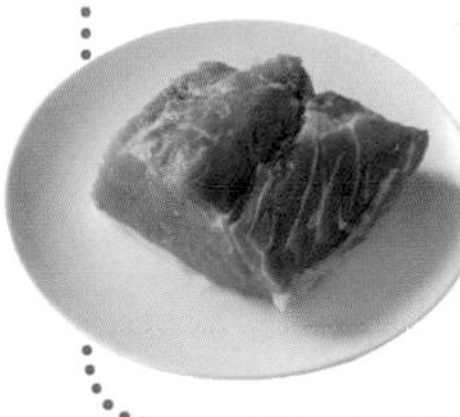

瘦豬肉➡脂肪較少，有效減少體脂肪堆積。

瘦肉中含有豐富的「L-肉鹼」，對燃燒脂肪有非常好的效果。此外，瘦豬肉是蛋白質含量最多、血紅素鐵最豐富的肉類之一，脂肪較少，熱量在肉類中屬於低的，與大多數魚類相當。

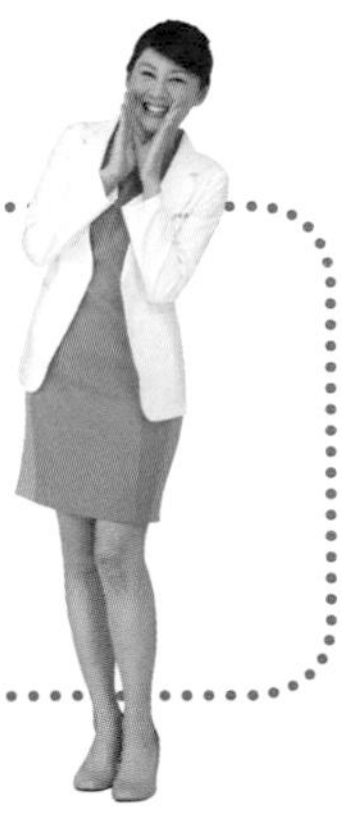

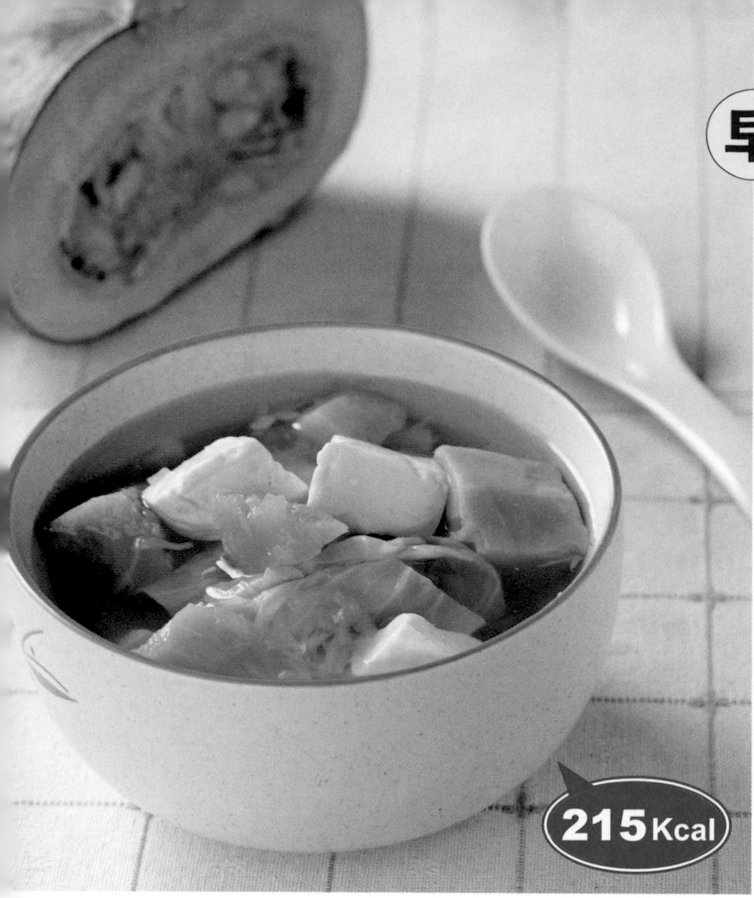

早 菜單組合 Set 03

南瓜蔬菜豆腐湯

一早醒來，我們必須吃點醣類以喚醒沉睡的大腦，因此我選用含有碳水化合物但熱量較低的南瓜搭配豆腐和蔬菜一起食用，保證一整天精力充沛、不挨餓！

【材料】

- 南瓜1／2飯碗
- 豆腐1／2塊
- 高麗菜1飯碗
- 薑片2片
- 香油1小匙

【作法】

1. 將湯鍋放入約500C.C.的開水。
2. 將南瓜洗淨去籽、豆腐洗淨切小方塊、高麗菜洗淨，用手剝成好入口的大小，備用。
3. 待水滾後，依序將南瓜、豆腐和薑片放入鍋裡煮。
4. 等待第2次水滾後加入高麗菜，煮至熟透，起鍋前加一小匙鹽巴與香油，攪拌均勻後即可食用。

瘦用小秘訣

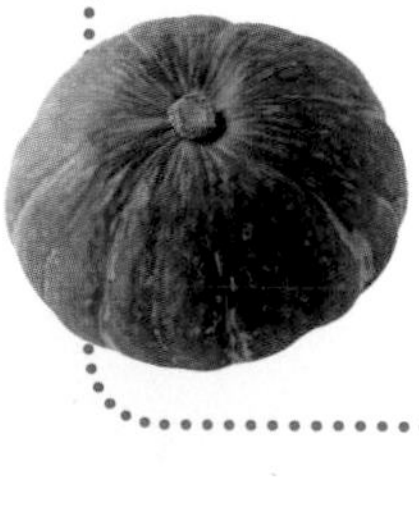

南瓜➡取代纖維含量較低的白飯，有助清腸排便。

南瓜是很普遍的減肥食材，主要是因為它含有豐富的水溶性膳食纖維，吸附腸道多餘的老廢物質，並幫助排便。此外，它的熱量低、屬於低GI的食材，可以取代白飯，能夠加強減重效果。

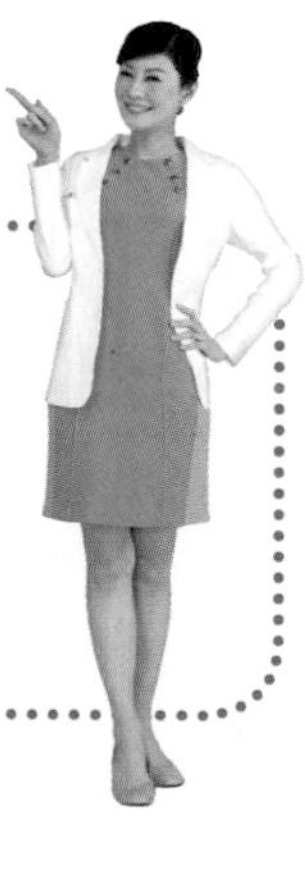

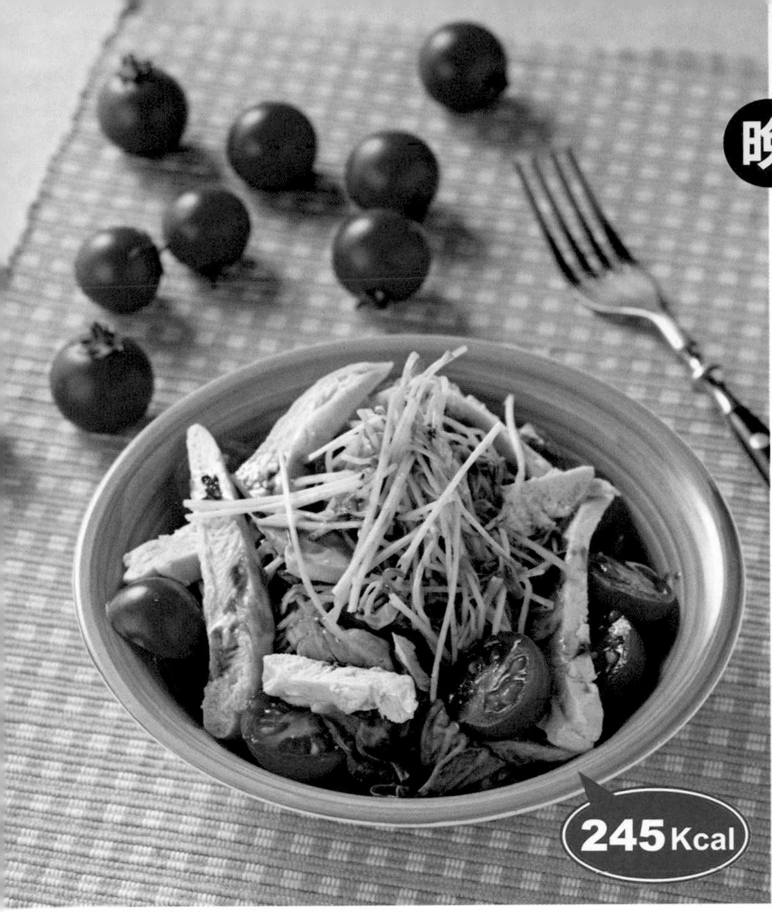

晚

雞柳溫沙拉

在西方習慣吃生菜沙拉，但是台灣人一般不習慣在晚餐只有吃生菜沙拉，因此我將所有食材燙熟拌一點醬汁，不僅口感豐富，又能溫熱腸胃，一點也不像在吃減肥餐！

【材料】

・雞胸肉35克　・橄欖油1小匙
・碗豆苗1把　・蒜泥1小匙
・小番茄8顆　・醬油1／2匙
・蘿蔓心1／2顆

【作法】

1. 雞胸肉洗淨、碗豆苗、小番茄、蘿蔓心洗淨切成好入口的大小。
2. 將湯鍋放入約500C.C.的開水煮沸。
3. 待水滾後，將雞胸肉放入水中汆燙熟後，放冷再切條狀。
4. 再起一鍋滾水，放入碗豆苗、蘿蔓心和小番茄稍微汆燙至熟。
5. 將食材依序放入大碗中，加入橄欖油、蒜泥和醬油拌勻後即可食用。

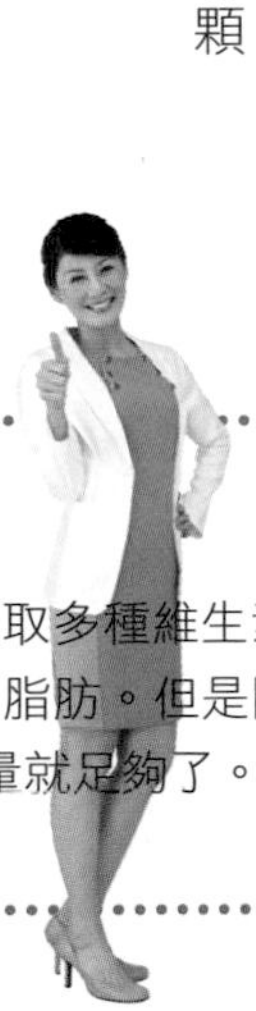

瘦用小秘訣

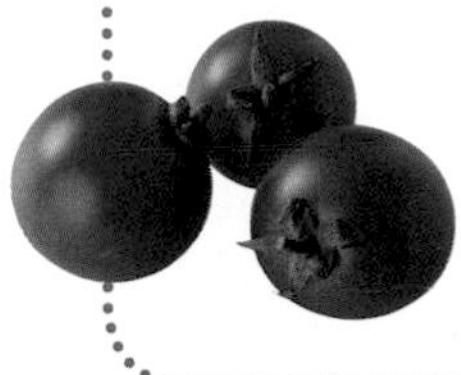

小番茄➡茄紅素是瘦身關鍵！

將小番茄入菜成為晚餐內容，不僅可以攝取多種維生素外，加熱後會釋放更多茄紅素，幫助新陳代謝掉多餘脂肪。但是因為小番茄的熱量並不低，因此，我建議8～10顆的分量就足夠了。

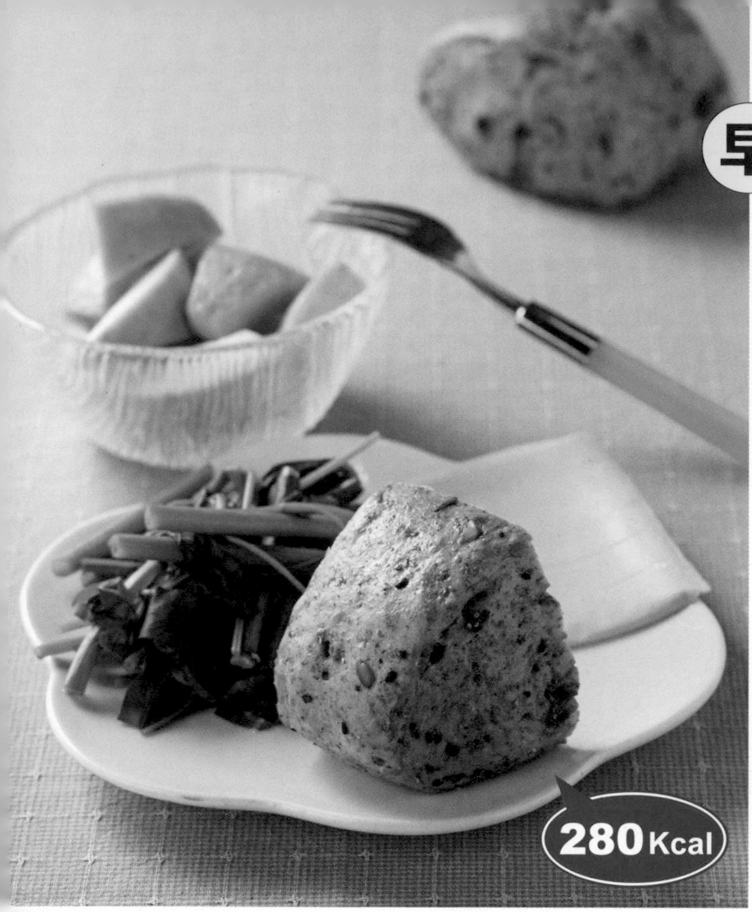

早

菜單組合 Set 04

起司堅果饅頭

這道菜可以吃到足量的纖維質、蛋白質和碳水化合物。我建議可以先從燙青菜開始吃，接著吃起司片，最後吃堅果饅頭，而水果芭樂則可以等到有饑餓感的時候再吃。

【材料】

- 全麥堅果饅頭半顆
- 低脂起司1片
- 空心菜1／2把
- 芭樂半顆

【作法】

1. 全麥堅果饅頭、起司片買好備用。
2. **燙空心菜**：將空心菜洗淨切段。起一鍋滾水，放入空心菜及少許鹽巴，待食材熟後起鍋。
3. 將芭樂洗淨去籽，並切成好入口的大小即可。

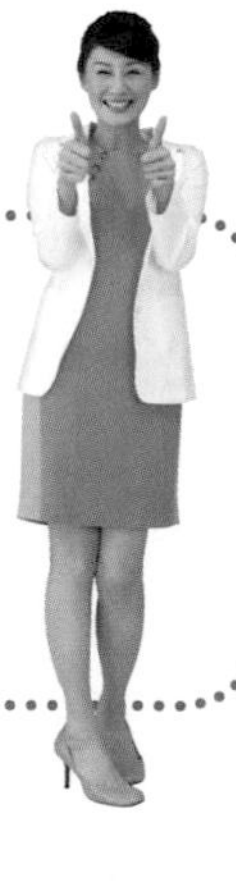

瘦用小秘訣

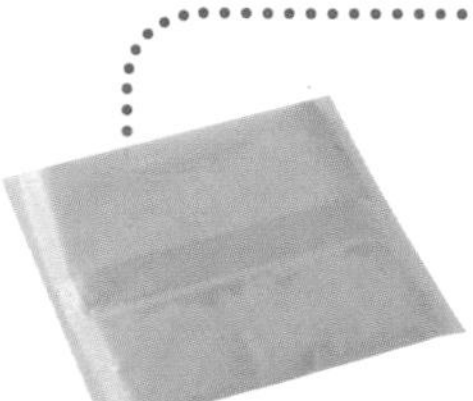

起司➡補充蛋白質與鈣質，瘦身不減胸的關鍵！

起司含有豐富的蛋白質能幫助肌肉生長，並提供脂質維持胸部的彈性。此外，鈣質是肌肉收縮的重要礦物質之一，適量攝取鈣質能促進運動的有效性，增加肌肉收縮等於促進脂肪燃燒。

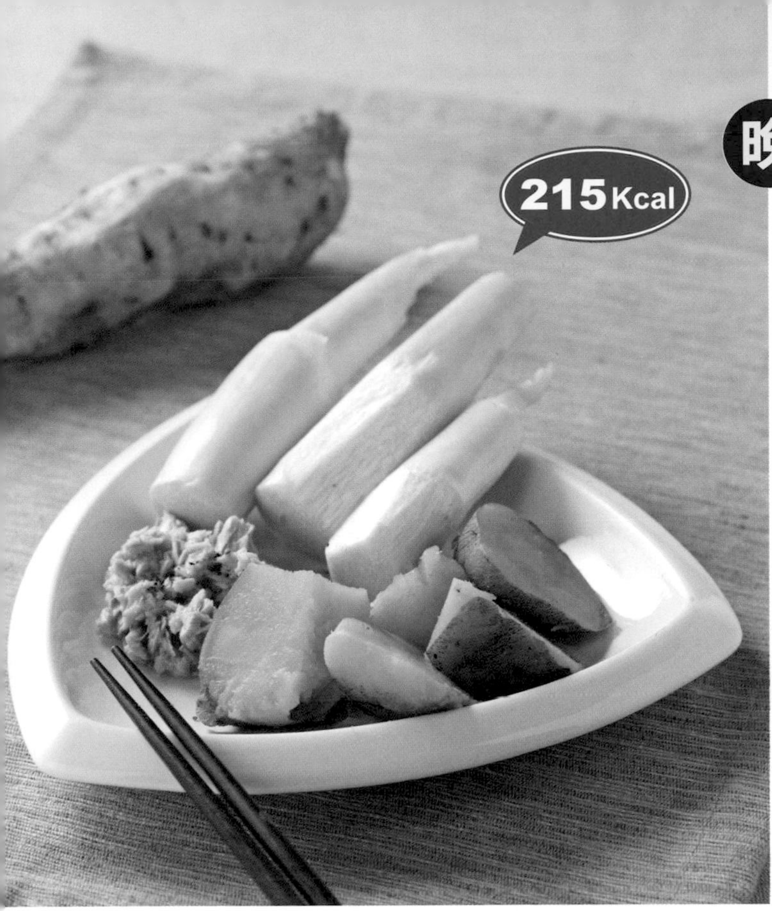

晚

地瓜美人筍

以地瓜做為主食，搭配水份高、熱量低的筊白筍（每１００克僅有22大卡）兩樣食材都含豐富的膳食纖維可增加飽足感，是很好的減肥食材。

【材料】

- 地瓜１／４飯碗
- 筊白筍３根
- 水煮鮪魚罐頭半罐

【作法】

1. **蒸地瓜**：將地瓜洗淨不削皮，切１／４分量放入電鍋中，外鍋放一杯水，待開關跳起即可。
2. **燙筊白筍**：將筊白筍洗淨後，放入滾水中汆燙至熟，剝掉外層包葉後，與地瓜和水煮鮪魚一起食用即可。

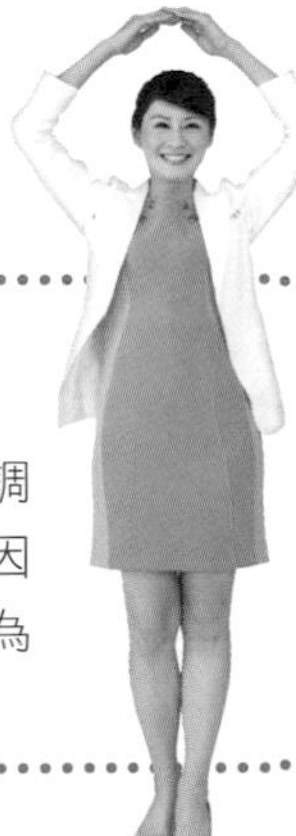

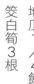

瘦用小秘訣

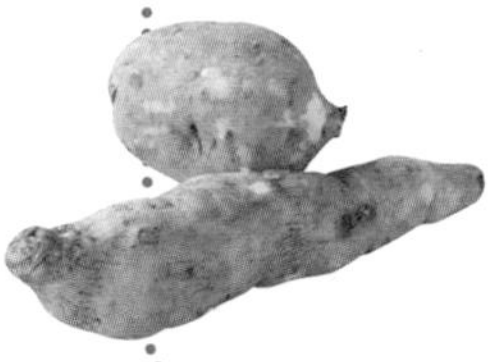

地瓜➡**纖維量高，同時能阻擾脂肪吸收。**

地瓜含有豐富的膳食纖維與寡糖，不但是減肥聖品還能調整腸胃功能。但別忘了它還是屬於碳水化合物的食材，因此烹調的技術上，我建議用水煮或是蒸的方式最好，因為水分較多比起烤地瓜熱量較低。

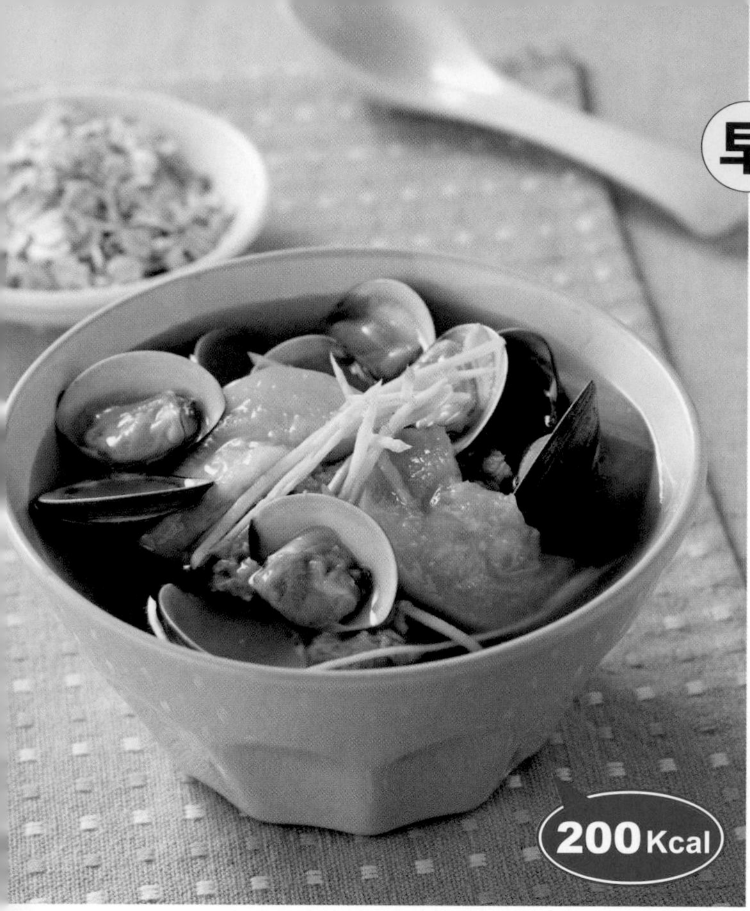

早

菜單組合 Set 05

絲瓜蛤蠣燕麥粥

「絲瓜蛤蠣」是快炒店熱門的菜色，只要加上燕麥片就能變成一道高纖維、色香味俱全的美味料理。

【材料】

- 絲瓜1／2條
- 蛤蠣5顆
- 燕麥3湯匙
- 葡萄籽油1小匙
- 薑絲少許

【作法】

1. 絲瓜洗淨削皮，切片。
2. 在不沾鍋中倒入葡萄籽油，放入薑絲，以小火煎香。
3. 接著，倒入蛤蠣炒至蛤蠣打開，將蛤蠣夾起備用。
4. 在同一鍋中放進絲瓜，蓋上鍋蓋煮至絲瓜軟爛後再將蛤蠣倒回，加1小匙鹽，再放入燕麥片攪拌均勻後熄火，燜3分鐘後即可食用。

瘦用小秘訣

絲瓜➡富含「皂甙」，能有效減少脂肪堆積。

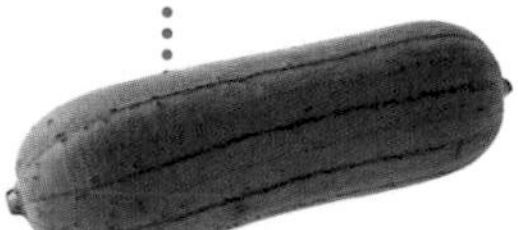

絲瓜含有大量的膳食纖維、礦物質和維生素B、C以及「皂甙」、「瓜氨酸」等等，能夠有效減少脂肪的堆積，並含有水分，能夠幫助我們清除體內的垃圾，是非常理想的減肥蔬菜。

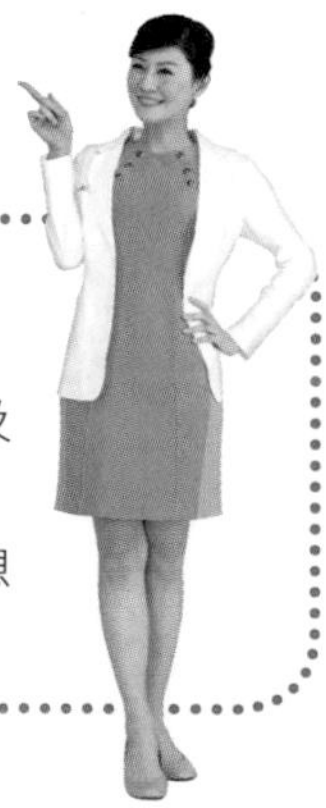

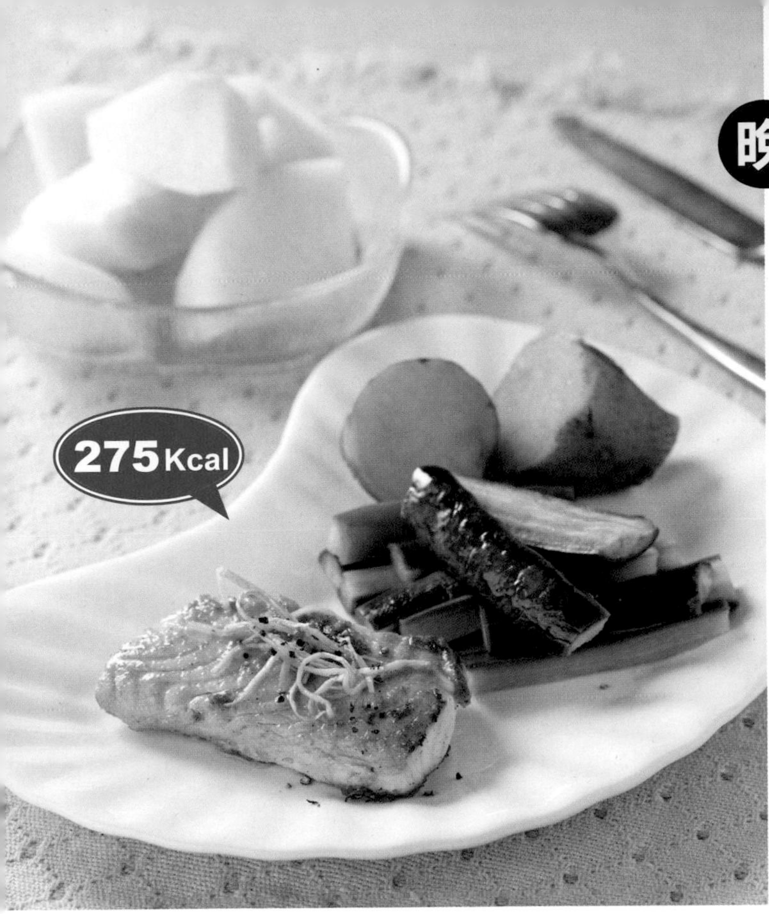

晚

地瓜煎魚餐

斷食日也想要有大口吃肉的感覺，就能選擇這道菜，鯛魚油煎的滋味在口中綿密化開，搭配清爽的水梨和茄子，真是過癮又滿足。

【材料】

- 地瓜1／4飯碗
- 鯛魚1片（約三根手指大小）
- 茄子1碗
- 水梨1顆
- 葡萄籽油1小匙

【作法】

1. **蒸地瓜**：地瓜洗淨不削皮，滾刀切塊並量好放入電鍋，外鍋放1／2杯水等待熟透。
2. **煎鯛魚**：在不沾鍋中倒入葡萄籽油，放入薑絲以小火煎香。接著，將鯛魚片放入平底鍋中煎熟。
3. **燙茄子**：茄子洗淨切段剖開，放入滾水中汆燙即可。
4. 將水梨洗淨削皮去籽，並切成好入口的大小即可。

瘦用小秘訣

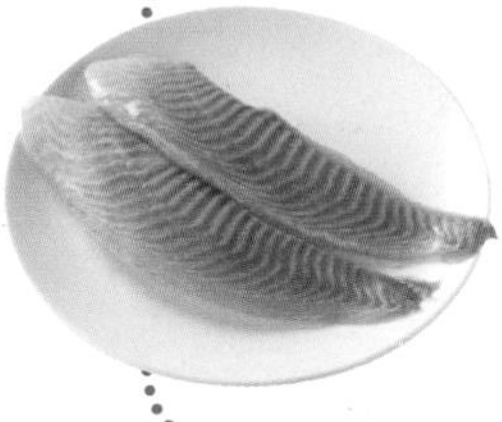

鯛魚➡消化吸收率高，是減肥最佳的蛋白質來源。

鯛魚是低脂肪、高蛋白的健康食品，其中含「DHA」為人體腦部所需的重要養分，與「EPA」具抗凝血功能，可減少血管中膽固醇及脂肪堆積，預防心臟及血管疾病。

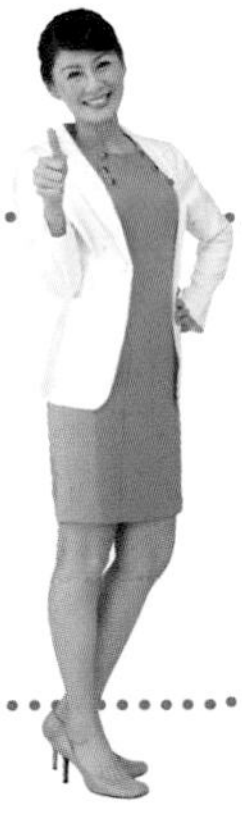

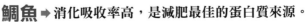

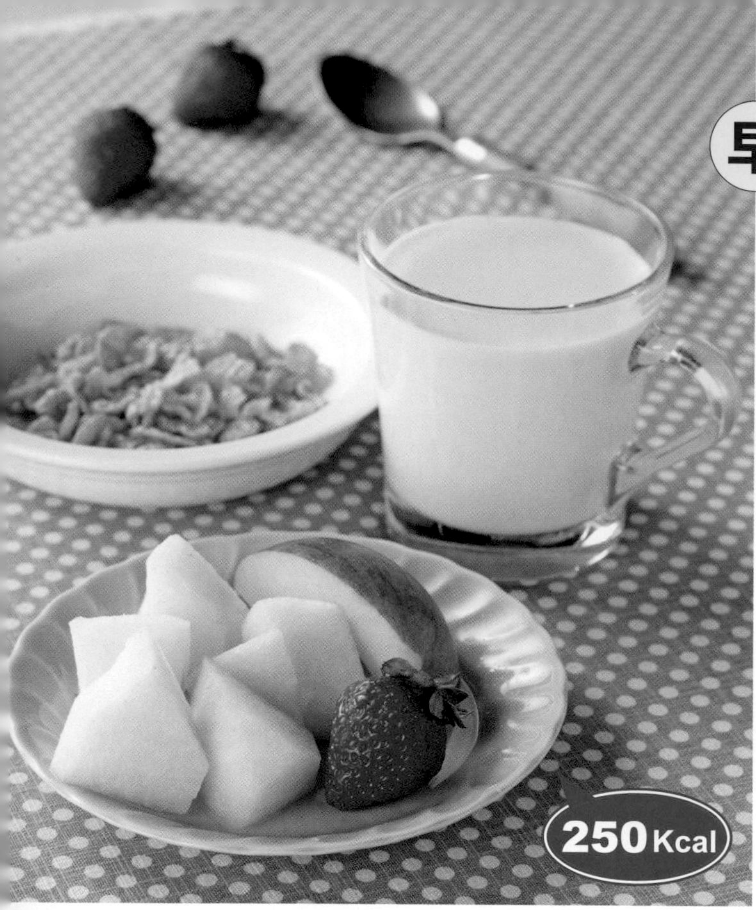

早

菜單組合 Set 06

水果鮮奶玉米片

以水果作為一天的開始，可以補充大腦主要的能量來源——葡萄糖，此外，還是應該搭配含豐富蛋白質與適量脂肪的食物，因此我用鮮奶、玉米片，來提供補足營養。

【材料】

・無糖玉米片1／2飯碗
・低脂鮮奶1杯（約240C.C.）
・水梨1／4個
・蘋果1／4個
・草莓1顆

【作法】

❶ **鮮奶玉米片**：倒出1／2飯碗的無糖玉米片於低脂鮮奶中，即可食用。

❷ 將水梨洗淨削皮，切成適口的大小。蘋果洗淨後不削皮，切成適口的大小及草莓洗淨後即可食用。

❸ 也可將所有食材全部拌成一碗食用。

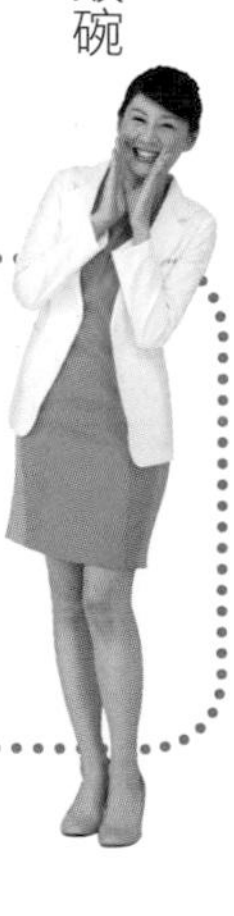

瘦用小秘訣

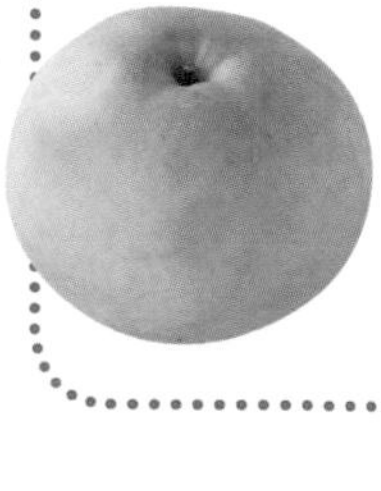

水梨➡低卡低GI的減重水果。

水梨吃起來雖然甜，但卻是屬於低卡低GI的好水果，每100克的水梨只含24卡的熱量，它所含的豐富纖維還能幫助腸胃減少對脂肪的吸收。但1天最多只能吃1顆水梨，食用過量容易對脾胃造成傷害。

晚

豆腐番茄麵

豆腐與番茄本身就是減肥料理的常客，因兩者都具有低脂高營養的特性，很適合減重者吃。這道菜我搭配蕎麥麵做為主食又能提供豐富的膳食纖維，幫助消化吸收。

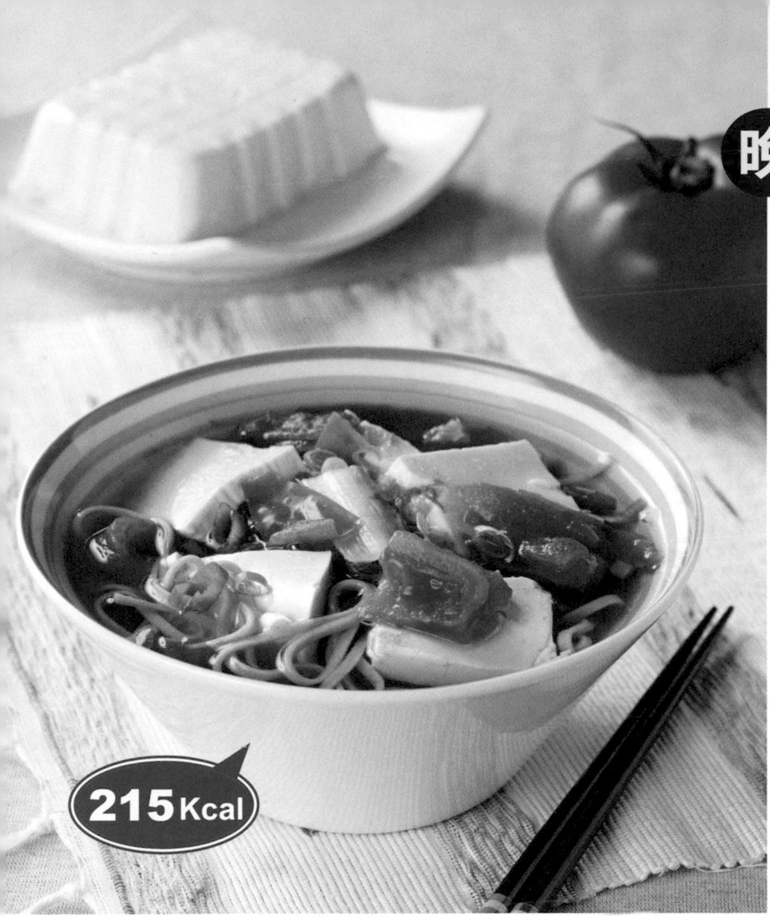

【材料】

- 蕎麥麵50克（約1／4飯碗）
- 牛番茄2顆
- 豆腐1／2塊
- 小白菜1把
- 蔥花少許

【作法】

1. 起一鍋滾水，將蕎麥麵放入鍋中煮熟，撈起備用。
2. 將牛番茄洗淨切成4等份；豆腐洗淨切片狀；小白菜洗淨後切段。
3. 先將牛番茄放入滾水中煮至湯頭入味。接著，再放入豆腐與小白菜，煮熟後加鹽調味，倒入放有熟蕎麥麵的碗裡，灑上蔥花即可食用。

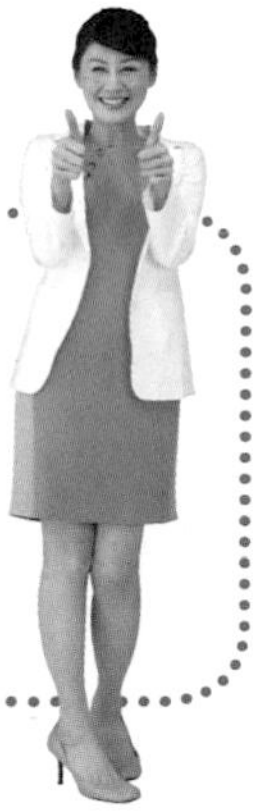

瘦用小秘訣

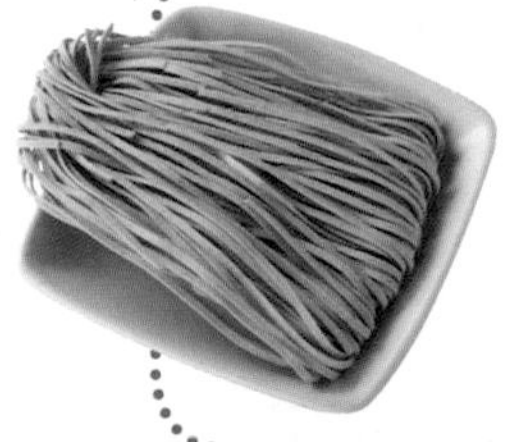

蕎麥麵➡具有「燃脂食物」的美稱。

日式料理中常見的「蕎麥麵」是不易發胖的優良碳水化合物，其中蕎麥含有清理腸道沉積廢物作用，且豐富的維生素B1、B2正是體內參與代謝作用很重要的成分，幫助清除體內多餘脂肪，因此蕎麥麵素有「燃脂食物」的稱譽。

早

菜單組合 Set 07

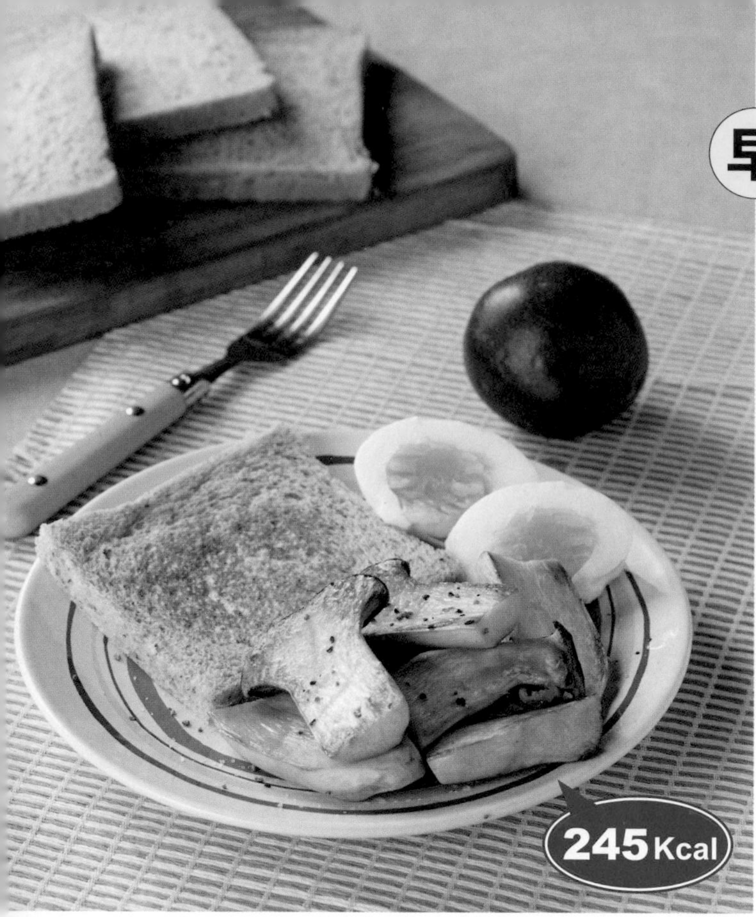

烤杏鮑菇三明治

這是很受歡迎的一道輕食料理，因為它的吃法很多變，妳可以將蛋、杏鮑菇和吐司夾在一起變三明治；或是分開單獨吃，都有不同的風味，再搭配加州李清爽不油膩。

【材料】

- 全麥吐司1片
- 杏鮑菇3條
- 水煮蛋1顆
- 加州李1顆

【作法】

1. **烤吐司**：將吐司4邊切掉，放進平底鍋乾烤1分鐘，使兩面稍微有點焦。
2. **烤杏鮑菇**：將杏鮑菇對切，灑上少許鹽和黑胡椒粒，放入烤箱以120度烤5分鐘（需先預熱）。
3. **水煮蛋**：起一鍋水，將雞蛋放入鍋中，開中火加熱，水滾後轉小火煮5分鐘，再關火燜5分鐘。
4. 加州李洗淨即可食用。

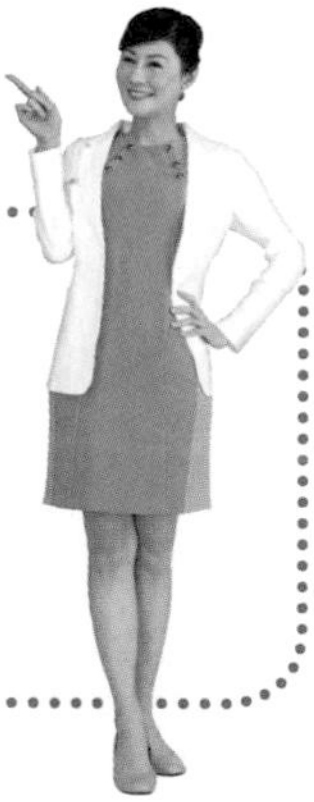

瘦用小秘訣

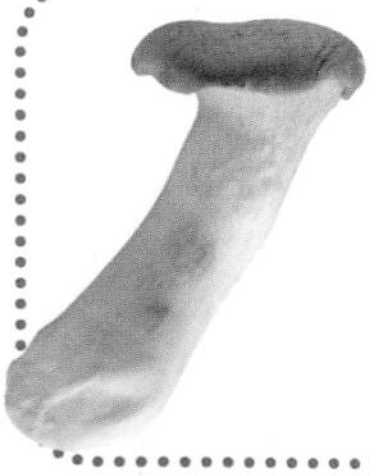

杏鮑菇➡低脂高纖有助減少熱量吸收。

杏鮑菇是低脂高纖的健康食材，且蛋白質含量高於一般的蔬菜，因此有「蔬菜牛排」稱號。此外，杏鮑菇豐富的膳食纖維可以減少熱量及脂肪吸收，放在早餐吃還能幫助排便，清腸整胃。

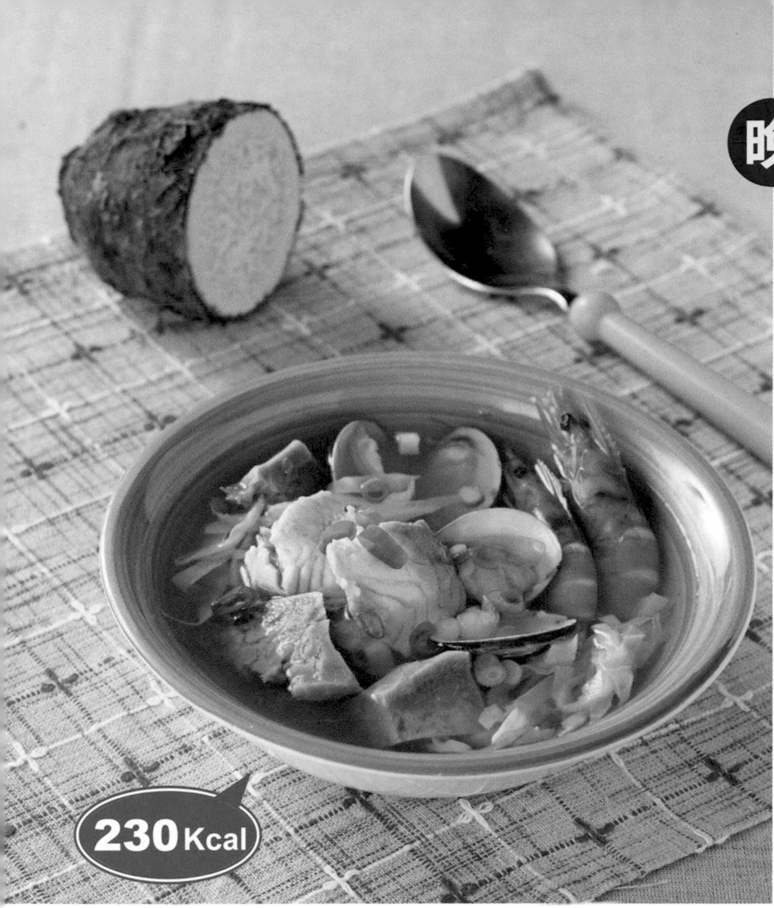

晚

芋頭海鮮粥

「芋頭海鮮粥」是海產店的招牌料理之一。我將芋頭當做這道菜的澱粉來源，不僅增加飽足感，再搭配上海鮮湯頭，斷食日也能吃得很享受！

【材料】

- 芋頭50克
- 高麗菜1飯碗
- 蝦子2隻
- 鯛魚2片
- 蛤蠣2顆
- 蒜泥1小匙
- 香油1小匙
- 蔥花少許

【作法】

1. 將芋頭削皮，洗淨後切滾刀塊。
2. 高麗菜洗淨後，切成絲狀備用。
3. 起一鍋滾水，先將芋頭與少許蒜泥入鍋煮至芋頭軟爛，再加入各式海鮮與高麗菜，煮熟後淋上1小匙香油，起鍋前再灑上蔥花，即可食用。

瘦用小秘訣

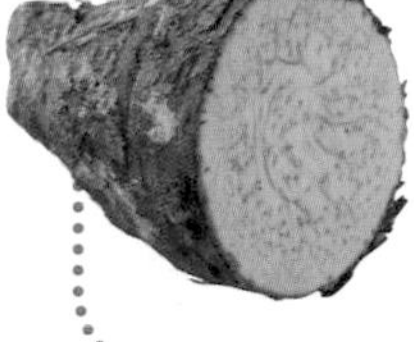

芋頭➡具有高纖維、增加飽足感的優勢食材。

50克的芋頭熱量等於1/4碗飯，但是芋頭盛起來的份量比飯還多，吃起來較具有飽足感。此外，芋頭屬於根莖類食材，纖維含量也比白米高4倍。因此它具有高纖維和飽足感的雙重優勢，是減肥期間主食的重要來源。

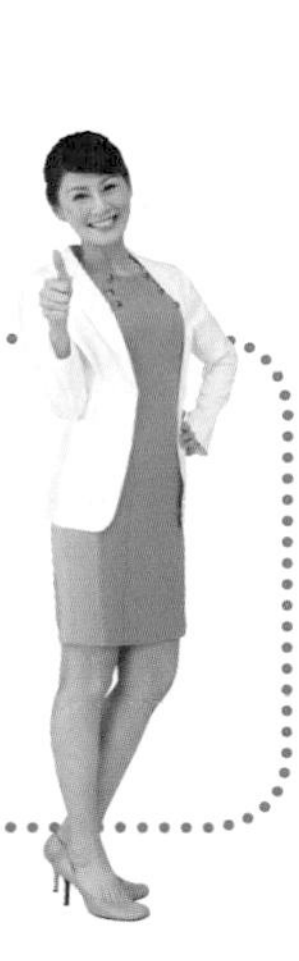

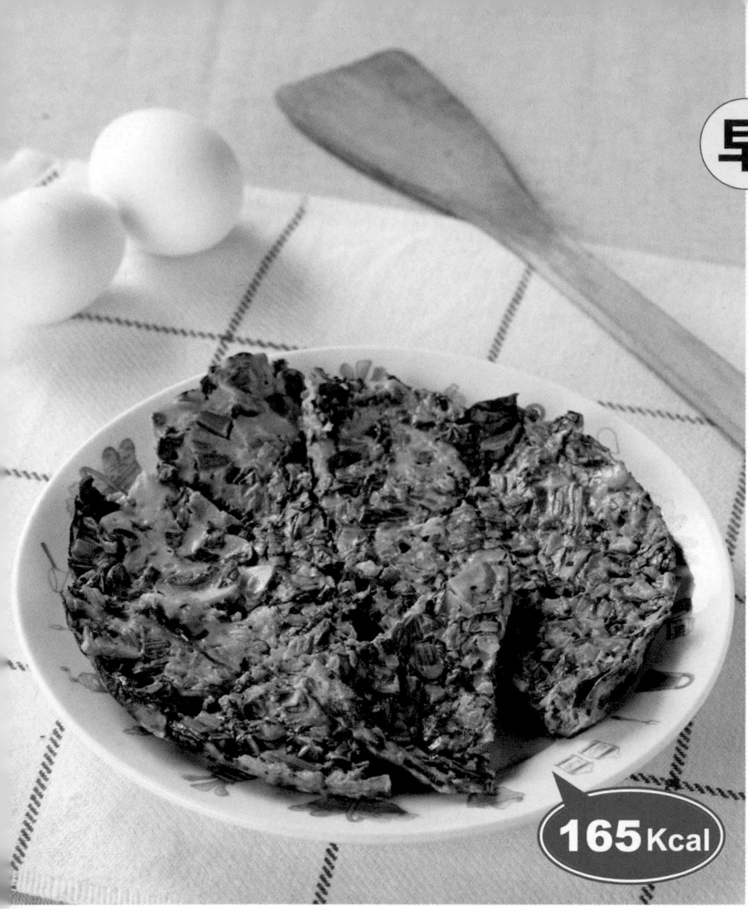

早

菜單組合 Set 08

蔬菜烘蛋

「烘蛋」也是大家到中式餐廳必點的菜色之一，但是往往需要大量油脂煎蛋，吃了一點也不健康。我只用少許油烘蛋及大量蔬菜，吃起來反而有脆的口感，相當美味！

【材料】

- 雞蛋1個
- 蘑菇2顆
- 洋蔥1／2顆
- 波菜1／2飯碗
- 葡萄籽油1小匙

【作法】

1. 打雞蛋入碗中，攪拌均勻後加入1／2蛋量的水。
2. 把蘑菇切片，洋蔥和波菜洗淨切碎。
3. 先將蘑菇、洋蔥、菠菜入鍋乾炒至出現香味。
4. 再將蘑菇、洋蔥和菠菜放入蛋液中，將食材與蛋液攪拌均勻。
5. 準備小型不沾鍋，待油熱後，倒入全部蛋液，轉小火蓋上鍋蓋至蛋全熟，即可起鍋食用。

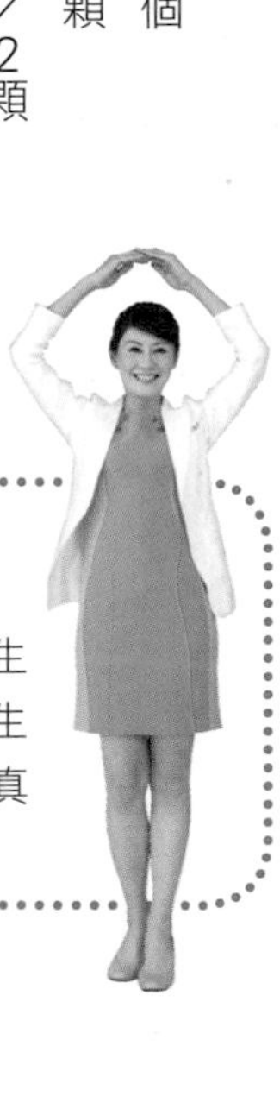

瘦用小秘訣

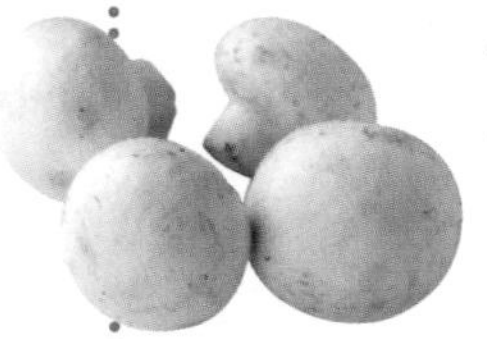

蘑菇➡因富有蛋白質，有效瘦身不減胸。

蘑菇在蔬菜裡是屬於蛋白質含量較高、低脂肪。富含維生素B1、B2、菸鹼酸、葉酸。且有其他蔬果都沒有的維生素D，能幫助骨骼健康。綜合以上好處，蘑菇是能讓妳真正減掉脂肪卻不會瘦到胸部的好食物。

晚

自製日式關東煮

市售的關東煮因為不確定湯頭來源，容易吃進高鹽分，因此，我利用清淡點的柴魚醬油加水稀釋熬煮，可以確保含鈉量，吃得安心又健康，加上一顆橘子增加飽足感。

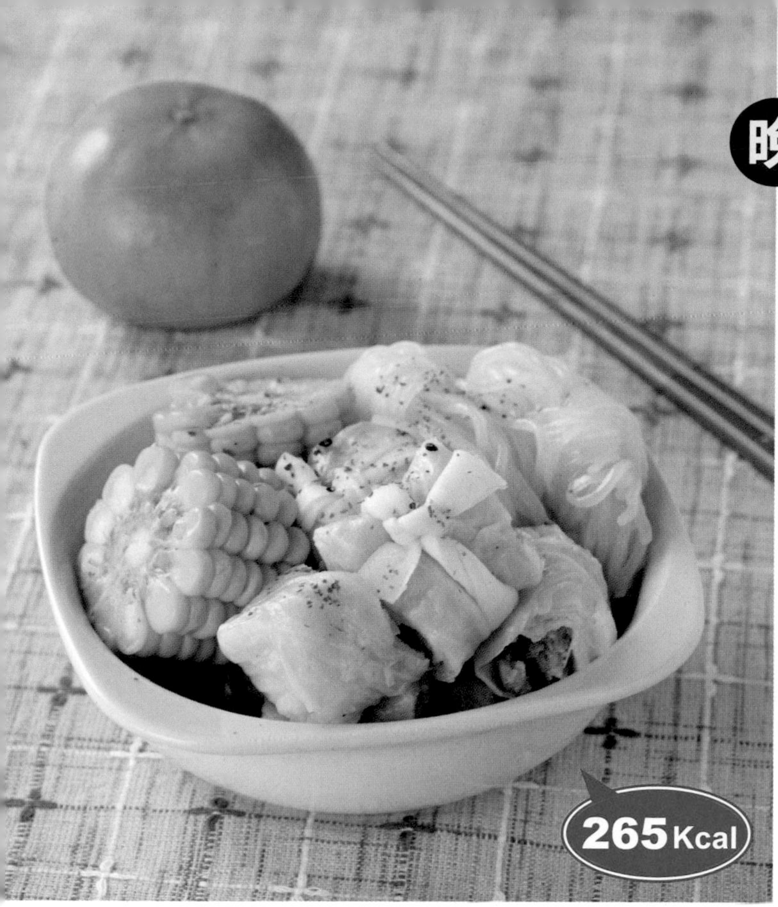

【材料】
- 柴魚醬油1大匙
- 高麗菜捲2個
- 蒟蒻絲3個
- 玉米1根
- 橘子1顆

【作法】
1. 煮一鍋滾水，倒入1大匙的柴魚醬油。
2. 接著放入現成的高麗菜捲、蒟蒻絲和玉米待煮熟，起鍋後再灑上七味粉或黑胡椒增加風味。
3. 橘子洗淨剝皮，即可食用。

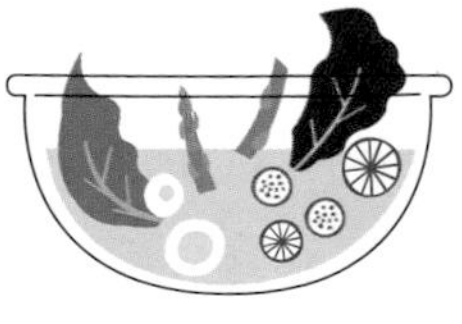

瘦用小秘訣

蒟蒻➡高含量的水溶性膳食纖維，可防止便秘。

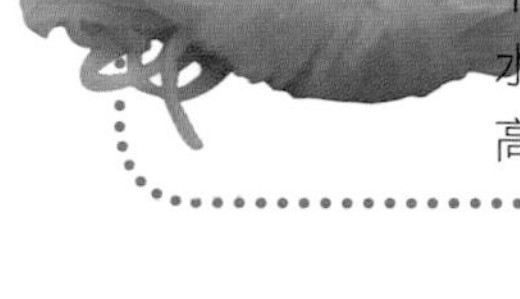

蒟蒻來自於一種蒟蒻薯，是根莖類植物，100克僅有20卡的熱量，它主要的成分是水溶性膳食纖維可吸附大量的水分，會使吃進去的食物體積增加；不但熱量低、飽足感高，還具有整腸作用，可以防止便祕。

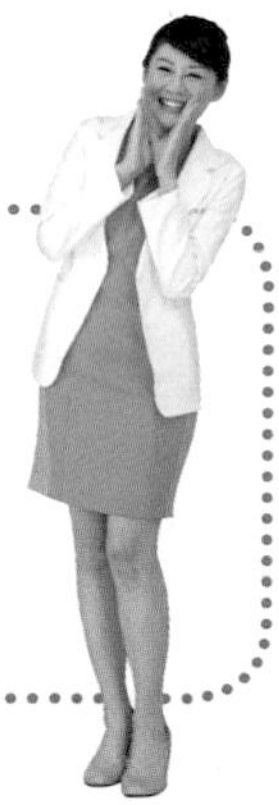

菜單組合 Set 09

早

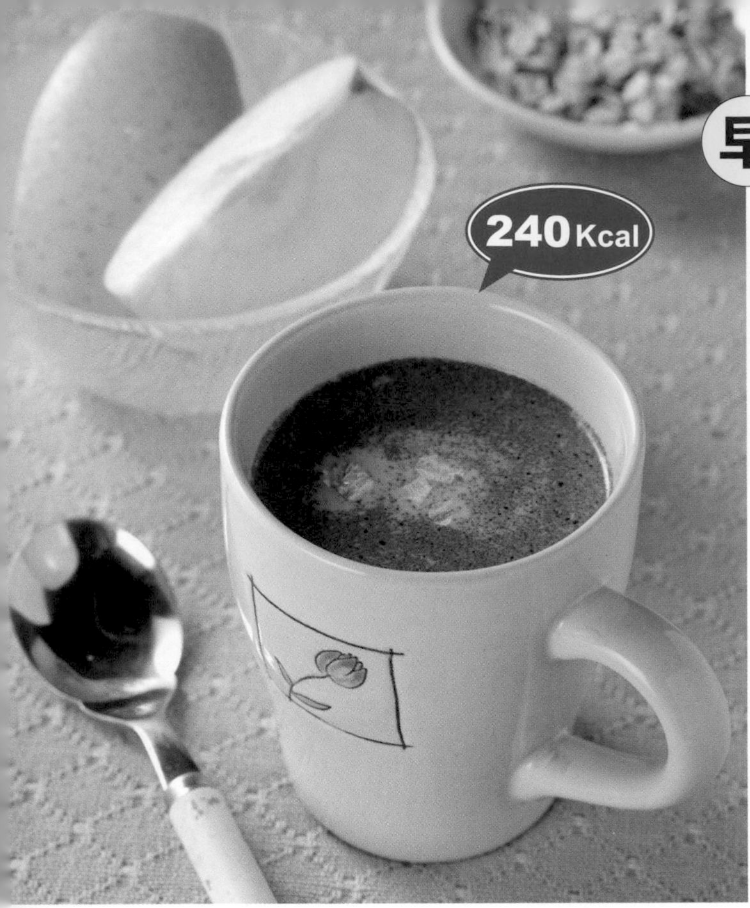

芝麻燕麥奶

如果早上較匆忙的人，可以沖杯「芝麻燕麥奶」食用，能同時吸收澱粉類及蛋白質，搭配青蘋果增加果膠、膳食纖維，提升一天的代謝力。

【材料】

- 低脂鮮奶240c.c.
- 燕麥3湯匙
- 芝麻醬1小匙
- 青蘋果1／2個

【作法】

1. 將鮮奶隔水加熱，倒入芝麻醬攪拌均勻。
2. 接著，放入燕麥稍微攪拌，即可食用。
3. 青蘋果洗淨後，對半切開去籽即可。

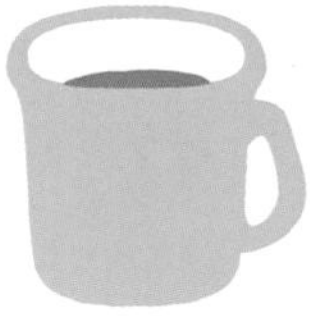

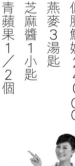

瘦用小秘訣

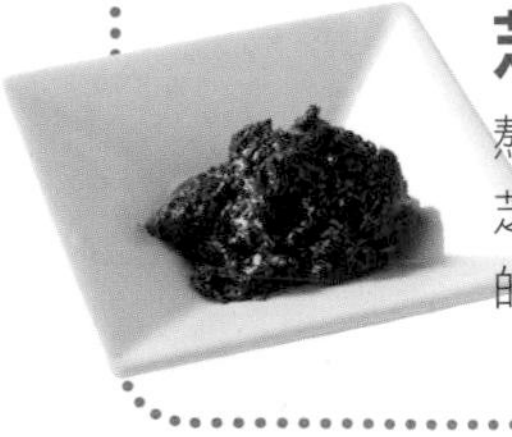

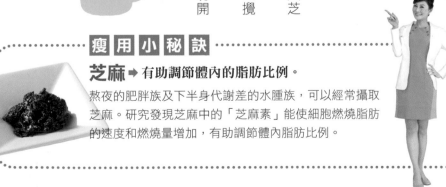

芝麻➡有助調節體內的脂肪比例。

熬夜的肥胖族及下半身代謝差的水腫族，可以經常攝取芝麻。研究發現芝麻中的「芝麻素」能使細胞燃燒脂肪的速度和燃燒量增加，有助調節體內脂肪比例。

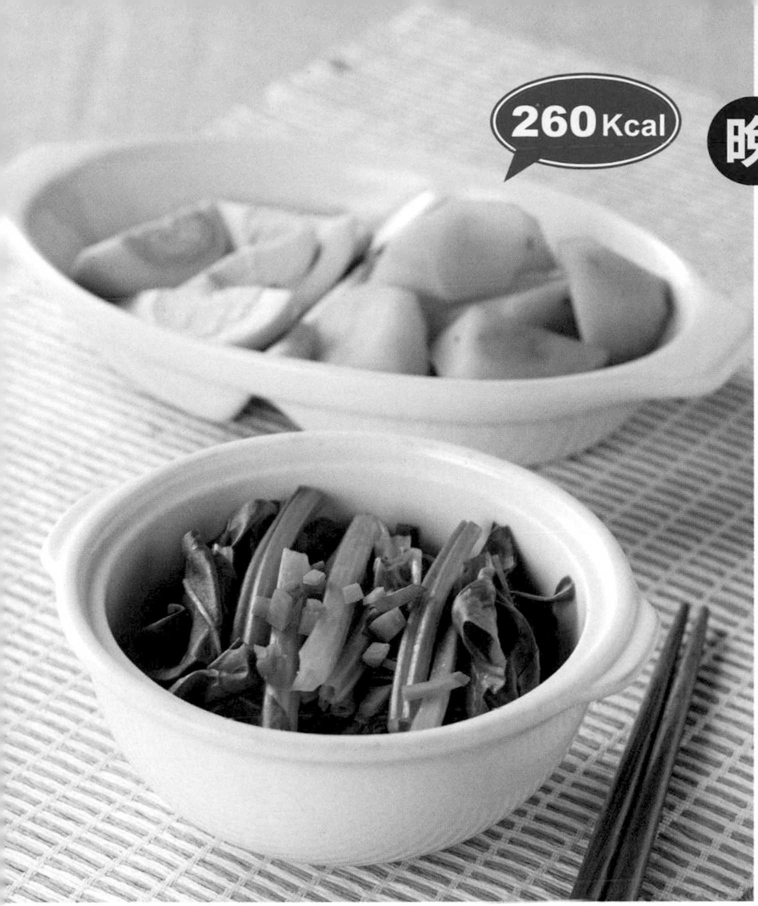

260 Kcal

晚

烤地瓜菠菜餐

近年來高纖維的地瓜成了減肥新寵，搭配蔬菜中鈣質含量較高的菠菜，可以有效減少脂肪堆積。最近國外已有研究顯示，多攝取鈣質也能幫助減重。

【材料】

- 地瓜1／2碗
- 雞蛋1顆
- 菠菜1把
- 紅蘿蔔少許

【作法】

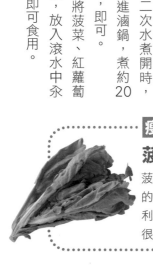

1. **烤地瓜**：將地瓜洗淨不削皮，冰在冷凍庫約30分鐘後取出備用。接著，把烤箱轉至200度預熱15分鐘，把冰凍好的地瓜放入烤箱烤20至30分鐘即可。
2. **滷蛋**：先起一鍋滾水，放入雞蛋，待煮熟剝殼。再起一鍋滾水放入滷包、醬油，等第二次水煮開時，將雞蛋放進滷鍋，煮約20分鐘入味，即可。
3. **燙菠菜**：將菠菜、紅蘿蔔洗淨切段，放入滾水中汆燙至熟，即可食用。

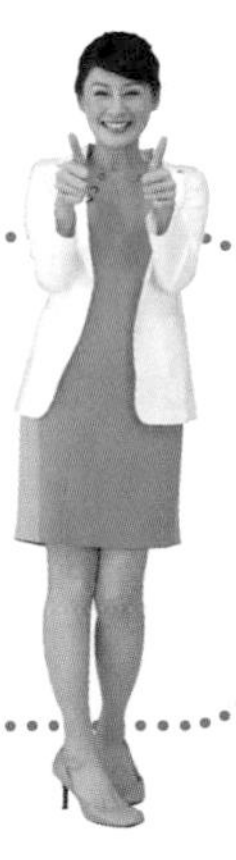

瘦用小秘訣

菠菜➡促進新陳代謝，加強脂肪燃燒率。

菠菜中含有豐富的微量元素，能促進新陳代謝，增強脂肪的燃燒速率；且擁有粗纖維，具有促進腸道蠕動的作用，利於排便；促進胰腺分泌，幫助消化。對長期便秘能夠有很好的治療作用。

菜單組合 Set 10

早

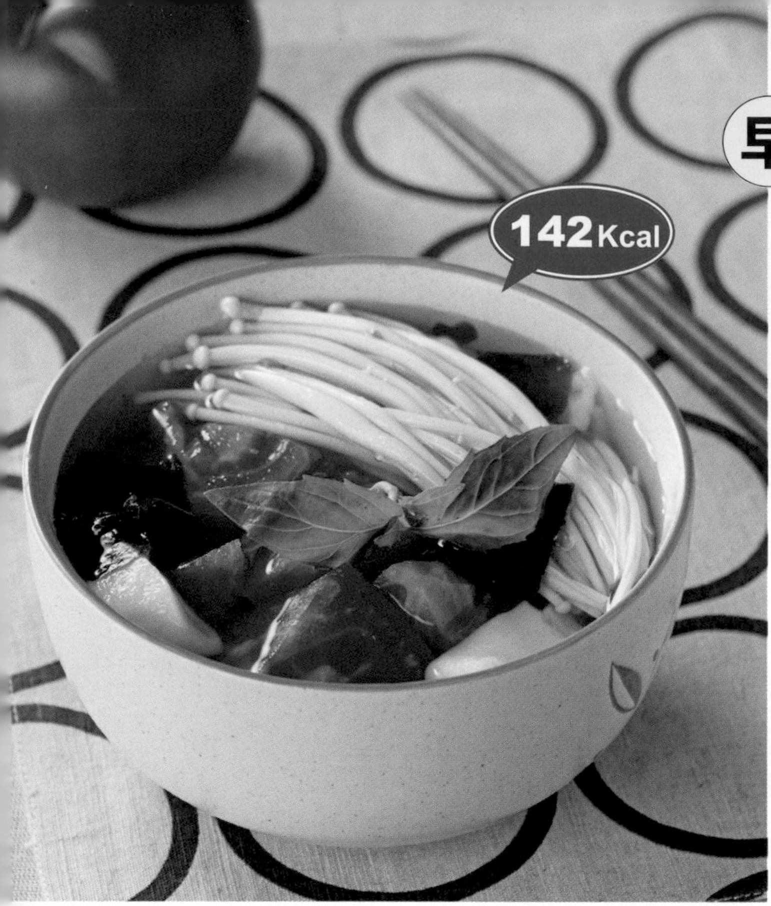

鮮蔬粄條湯

麵攤中湯粄條，搖身一變也能成為輕食料理。我使用柴魚片與番茄作為湯頭，不僅提鮮又清爽，加入海帶芽及金針菇增加膳食纖維，即使吃澱粉類也不會有罪惡感。

【材料】

- 金針菇1把
- 大番茄1顆
- 九層塔2片
- 柴魚片少許
- 海帶芽少許
- 粄條1／4飯碗

【作法】

1. 將金針菇洗淨切兩段、大番茄洗淨切塊、九層塔洗淨備用。
2. 起一鍋滾水，將大番茄與柴魚片放入水中，煮至入味後，加入金針菇、海帶芽和粄條，再次沸騰後放九層塔、鹽調味後即可起鍋食用。

瘦用小秘訣

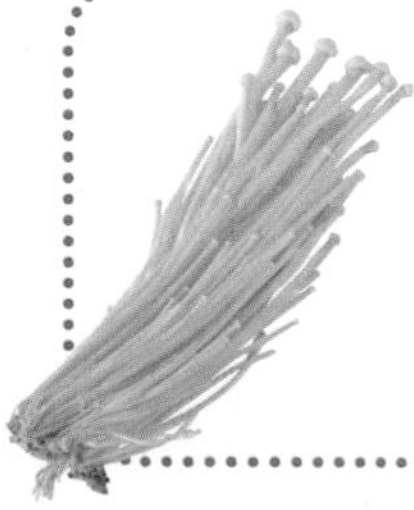

金針菇➡經常吃可有效減少內臟脂肪。

金針菇因含有豐富的膳食纖維，有效潤腸提升排便力，幫助小腹消除脂肪。此外，金針菇中有珍貴的「磨菇類甲聚醣」，具有抗癌的功效。我建議1天至少食用100克金針菇，就能有效減少內臟脂肪、提升免疫力。

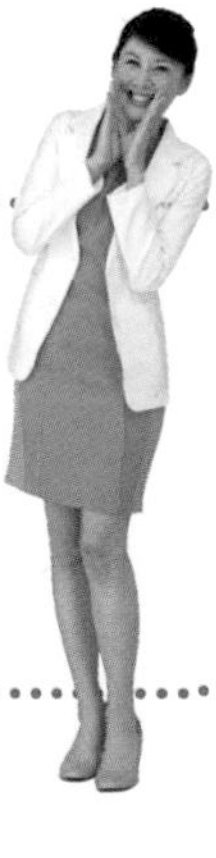

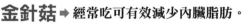

晚

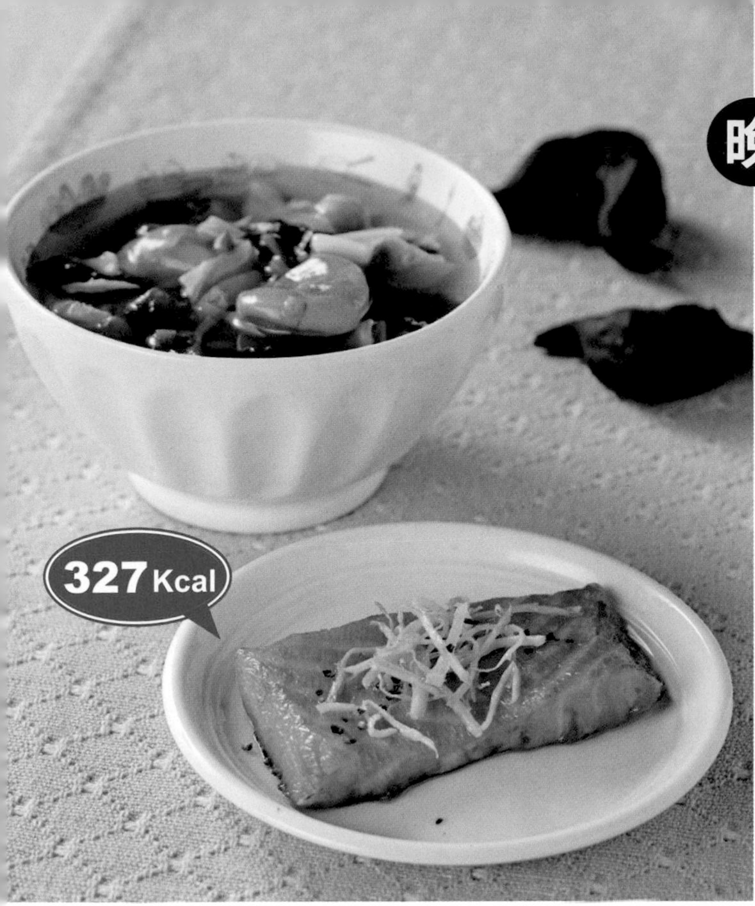

鹽烤鮭魚海帶湯

鮭魚是屬於油脂較多的魚種，我建議用烤的方式逼出多餘油份；此外以菱角海帶湯增加膳食纖維和澱粉質。

【材料】

- 鮭魚50克
- 薑絲少許
- 海帶芽1／2飯碗
- 菱角3顆
- 切碎高麗菜1飯碗
- 紅蘿蔔少許

【作法】

1. **鹽烤鮭魚**：將鮭魚洗淨，灑上少許鹽巴與黑胡椒醃製。將烤箱預熱15分鐘，再將鮭魚放入烤箱中，以上下火150度烤10分鐘，出爐前放上少許薑絲即可。
2. **菱角海帶芽湯**：起一鍋滾水，將海帶芽與薑絲入鍋煮至水開。
3. 接著，加入菱角，煮至菱角熟透後再放入高麗菜絲，食材都煮熟後加1小匙鹽調味即可食用。

瘦用小秘訣

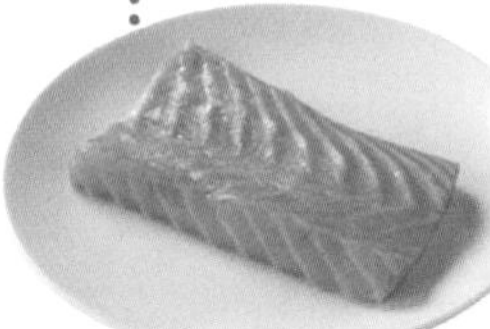

鮭魚➡幫助鈣質吸收有效代謝脂肪。

鮭魚雖然富含脂肪，但有55％是單元不飽和脂肪酸，還提供必需脂肪酸「EPA」和「DHA」，因此具有清血、降低膽固醇、預防視力減退、活化腦細胞及預防心血管疾病等功效。此外，鮭魚中的維生素D可幫助鈣質吸收，能有效代謝脂肪。

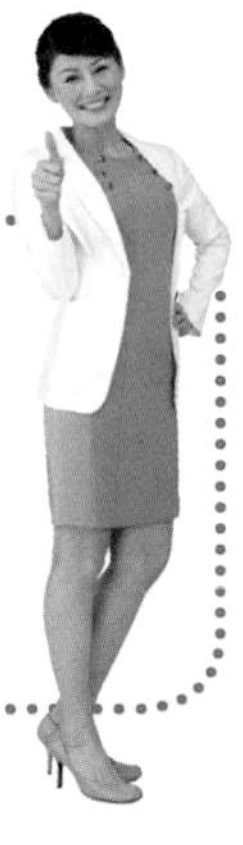

早

菜單組合 Set 11

綜合菇菇餐

菇類本身就具有很棒的消脂、抗癌功效，搭配優格、番茄和堅果一起食用，不僅增加口感，同時攝取多種營養素，加強體內各種功能。

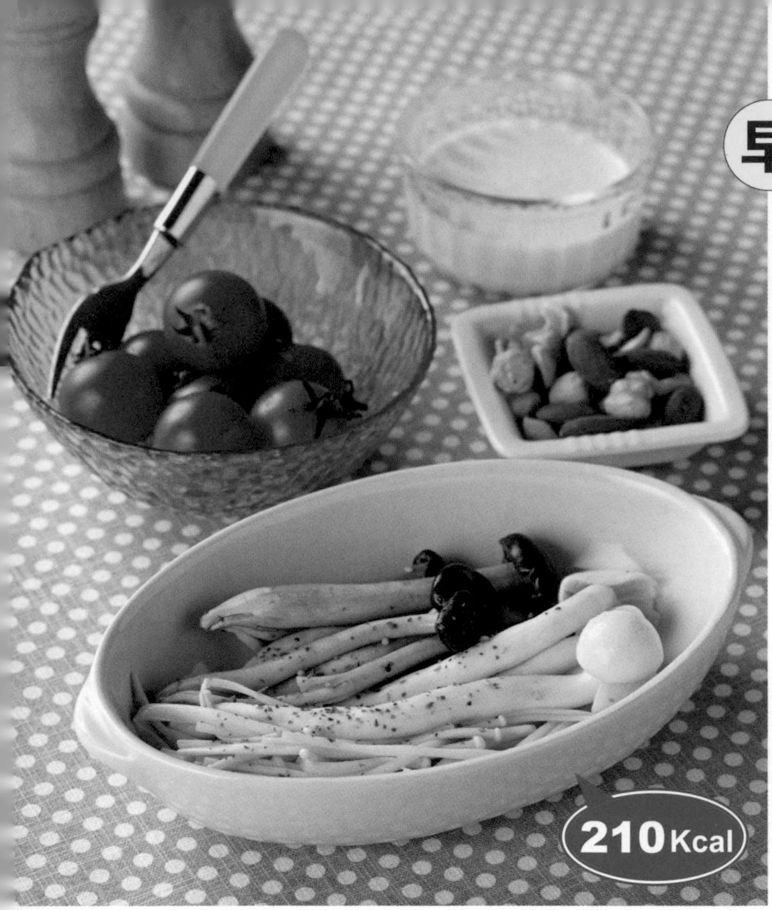

【材料】

- 綜合菇類1飯碗
- 低脂無糖優格100克
- 小番茄8顆
- 堅果一把

【作法】

1. 綜合菇：起一鍋滾水，將2~3種的菇類放入鍋中汆燙至熟，起鍋時灑上黑胡椒及七味粉提味，即可食用。
2. 小番茄洗淨即可食用。

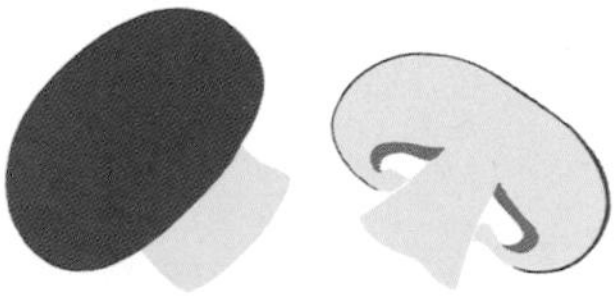

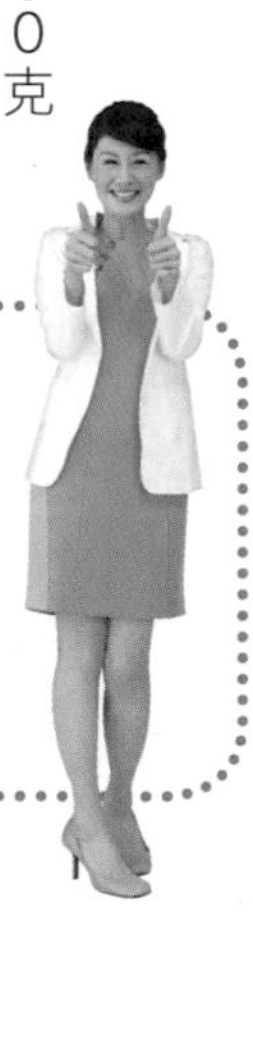

瘦用小秘訣

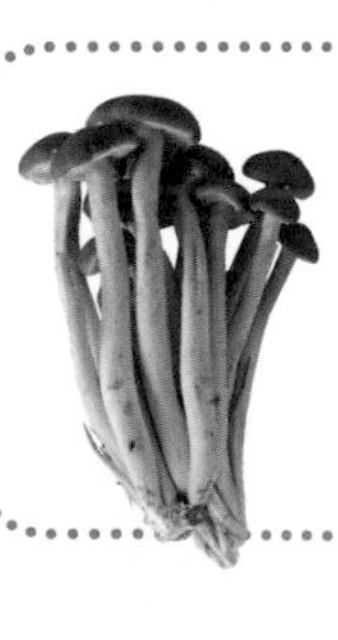

柳松菇➡脂肪含量最低，可以安心食用。

想要有飽足感，又不想吃進多餘脂肪，選擇柳松菇就對了。它的脂肪量是菇類最低，100克僅有0.3克脂肪，吃多一點也不擔心變胖。

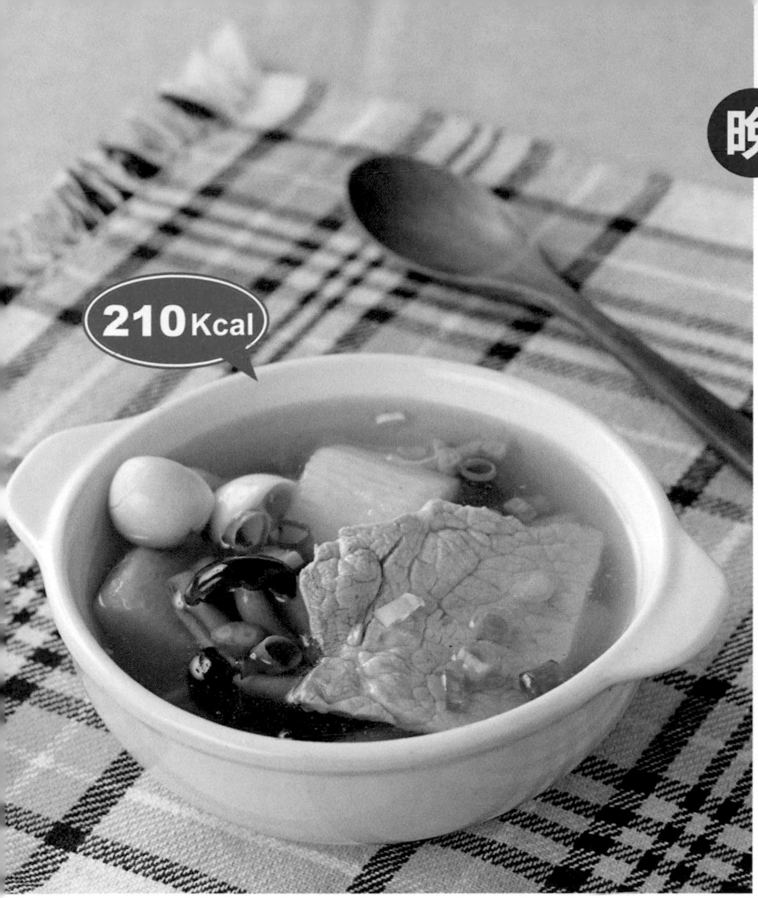

晚

鮮蔬山藥瘦肉湯

「山藥瘦肉湯」是很多人喜歡吃的湯品，我特地加上綜合菇類補充水溶性纖維，使得食材豐富又能增加飽足感，同時，還具有防風寒的食補療效，好處不勝枚舉。

【材料】

- 山藥1／4飯碗
- 里肌肉1片
- 3種菇類各1／2飯碗
- 蔥花少許

【作法】

❶ 將山藥削皮後洗淨，切成好入口的大小；將里肌肉洗淨後切塊，備用。

❷ 起一鍋滾水，將山藥與綜合菇類放入鍋中煮至山藥熟透。

❸ 最後，把里肌肉放入鍋中，煮熟後加鹽與黑胡椒粉調味，灑上蔥花即可。

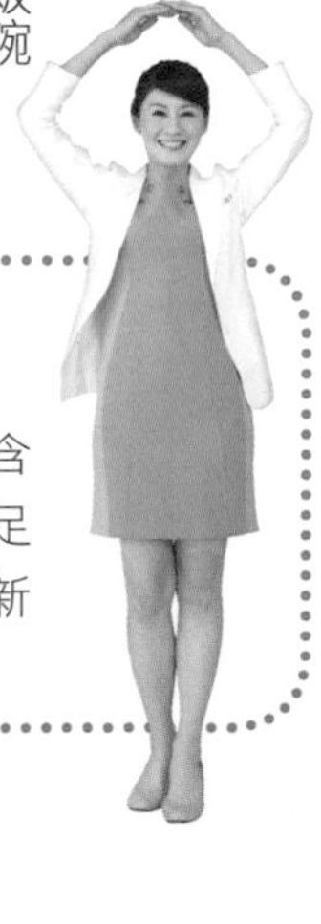

瘦用小秘訣

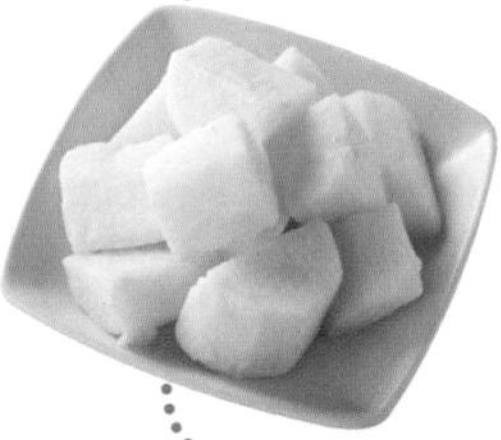

山藥➡可有效減少皮下脂肪堆積。

山藥的脂肪含量很低，為每100克含0.2克。此外，山藥含有「半纖維素」，吸水後能膨脹80至100倍，容易有飽足感，可以有效控制食慾。山藥還含有「消化酶」能促進新陳代謝，減少皮下脂肪沉積。

早

菜單組合 Set 12

田園蔬菜沙拉

這道菜符合「蔬果五七九」的原則，不僅有多種蔬果以上搭配水煮蛋，同時富有飽足感，也能讓妳吃得輕盈無負擔。

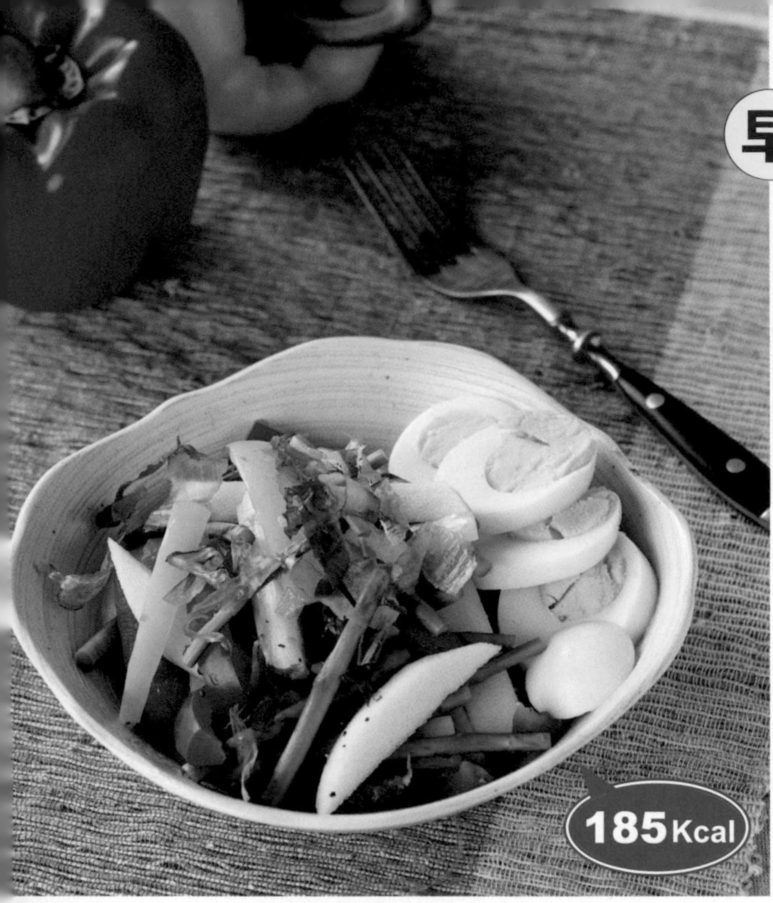

【材料】

- 蘆筍、甜椒、西洋芹、蘋果各1／2飯碗
- 雞蛋1個
- 柴魚片1小把
- 蒜頭1小瓣
- 和風醬油1小匙

【作法】

1. 蘆筍、甜椒、西洋芹洗淨切段。
2. 起一滾水放入雞蛋，煮熟後放涼剝殼、切片備用。
3. 接起一滾水將蔬菜放入沸水中汆燙後，放涼。
4. 將蘋果洗淨去籽切片，加入蔬菜與水煮蛋。
5. 將蒜頭磨成泥放在醬油裡拌勻，淋在沙拉上，最後將柴魚片捏碎，灑在沙拉上即可食用。

瘦用小秘訣

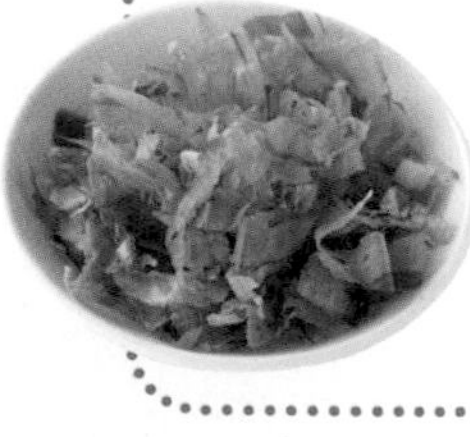

柴魚➡「組胺酸」能有效減緩食慾。

根據日本研究，柴魚片中的「組胺酸」比一般魚類多了近30%，食用柴魚片後，可以有效地增加飽足感，並且減緩食慾。別忘了我常常叮嚀的，每一口食物請至少咬20下再吞。用餐時要記得細嚼慢嚥，就能讓柴魚片減緩食慾的功能從這一餐延續到下一餐。

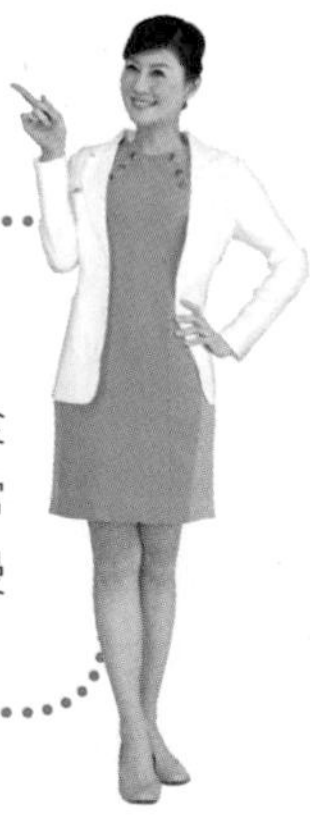

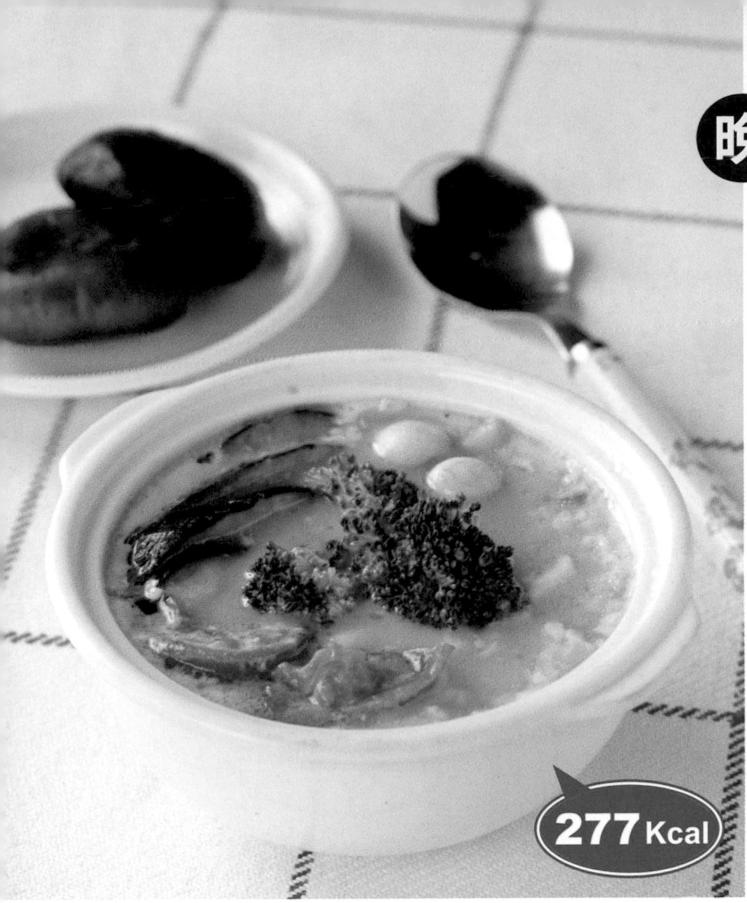

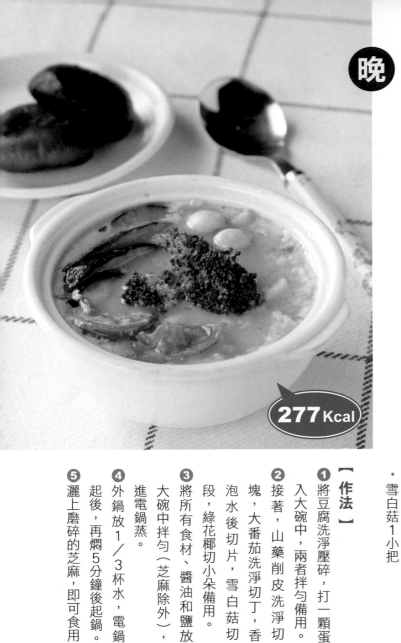

晚

百蔬豆腐蒸蛋

這道菜不僅有多元的食材，以蒸蛋的方式烹調成為大家的最愛，媽媽們還可煮給家人一起享用美味的輕食料理。

【材料】

・豆腐1／4個 ・綠花椰2朵
・雞蛋1個 ・和風醬油1小匙
・山藥1／4飯碗 ・鹽1／2小匙
・大番茄1／2個 ・芝麻1小匙
・香菇3朵 ・蔥花少許
・雪白菇1小把

【作法】

❶將豆腐洗淨壓碎，打一顆蛋放入大碗中，兩者拌勻備用。
❷接著，山藥削皮洗淨切小塊，大番茄洗淨切丁，香菇泡水後切片，雪白菇切小段，綠花椰切小朵備用。
❸將所有食材、醬油和鹽放入大碗中拌勻（芝麻除外），放進電鍋蒸。
❹外鍋放1／3杯水，電鍋跳起後，再燜5分鐘後起鍋。
❺灑上磨碎的芝麻，即可食用。

瘦用小秘訣

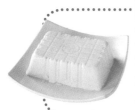

豆腐➡富含「卵磷脂」可崩解脂肪。

黃豆能提供減重時優質蛋白質來源，其中鈣質能幫助妳運動時增加脂肪燃燒；「大豆卵磷脂」可以幫助脂肪分解成較小分子以利身體代謝，預防脂肪囤積。

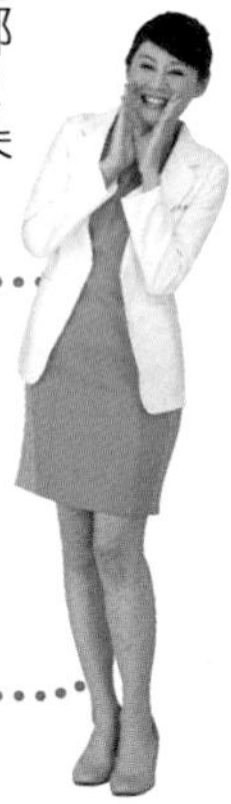

早

菜單組合 Set 13

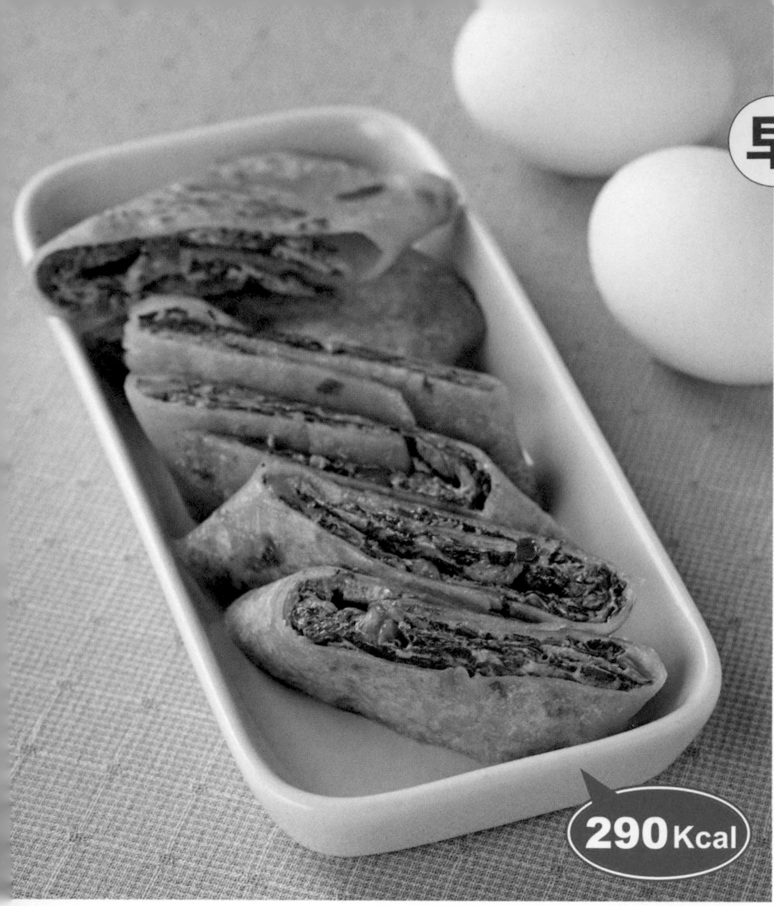

茼蒿蛋餅

茼蒿是冬季火鍋裡的熱門蔬菜，與蛋餅搭配卻有清爽的好滋味。夏季則可以換成萵苣食用。

【材料】

- 茼蒿1大把
- 小番茄3顆
- 雞蛋1顆
- 蛋餅皮1片
- 葡萄籽油1小匙

【作法】

1. 將茼蒿、小番茄洗淨切碎備用。
2. 將茼蒿先入鍋乾炒，將水份稍微收乾。
3. 打一顆蛋於碗中，放入茼蒿、小番茄、少許鹽拌勻備用。
4. 在平底鍋上倒入1小匙葡萄籽油，接者，倒入混合好的蛋液。
5. 倒入蛋液後，蓋上蛋餅皮，待蛋熟後，翻面再煎一下即可食用。

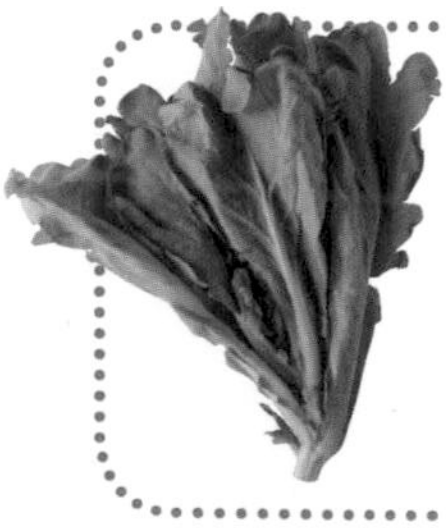

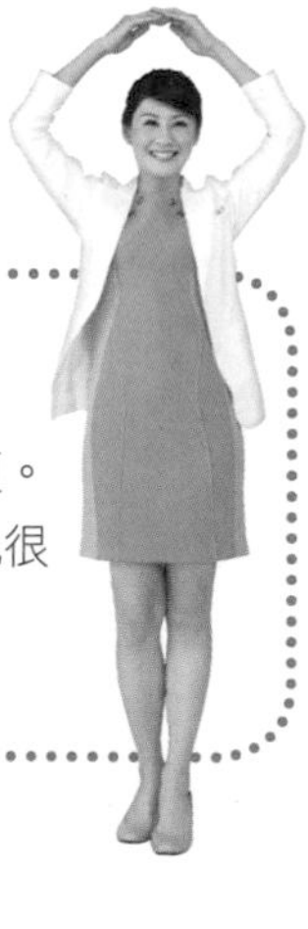

瘦用小秘訣

茼蒿 ➡ 有效調節體內水分，助消水腫。

茼蒿含有粗纖維，可以幫助腸道中的廢物排出，清除宿便。此外，茼蒿含有多種氨基酸、脂肪、蛋白質，鉀的含量也很高，能有效調節體內水分代謝，消除水腫的功效。

晚

冬瓜肉片湯

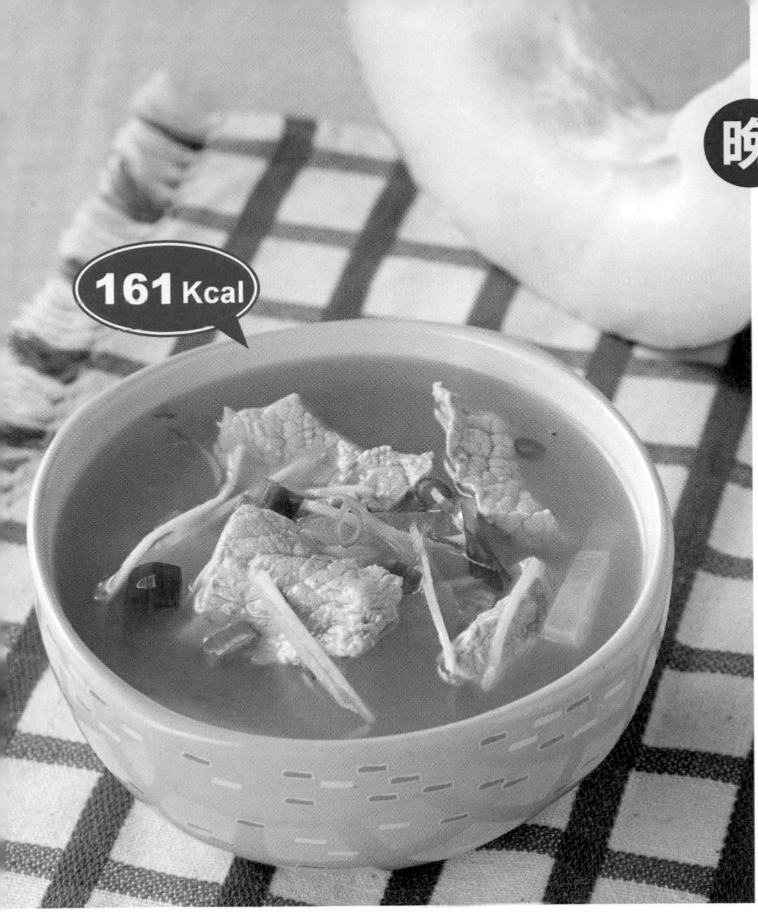

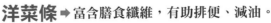

冬瓜不但解暑、利尿，還具養血、祛溼、消腫等功能，適合代謝症候群患者食用，屬於肥胖者的理想蔬菜；瘦肉含豐富蛋白質，並提供血紅素，兩者相加，相輔相成。

【材料】

- 冬瓜3飯碗
- 里肌肉片1片約35克
- 薑絲5克
- 洋菜條5克

【作法】

1. 將冬瓜洗淨切塊，里肌肉洗淨切薄片。
2. 起一滾水，將冬瓜與薑絲入鍋煮熟後加入里肌肉。
3. 等待里肌肉片熟透即可關火，放入少許鹽攪拌均勻。
4. 最後將洋菜條灑上，使它自然融於水，即可食用。

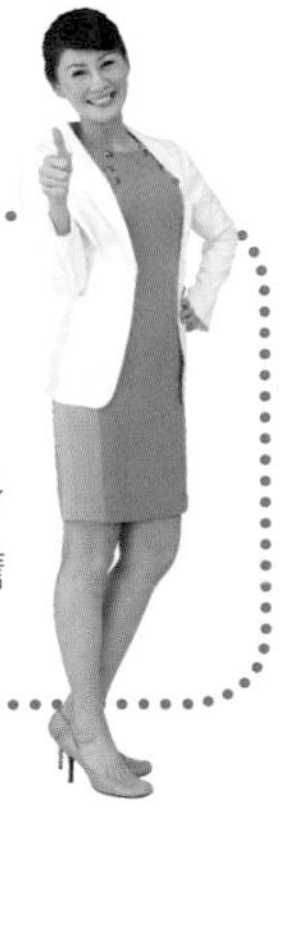

瘦用小秘訣

洋菜條 ➡ 富含膳食纖維，有助排便、減油。

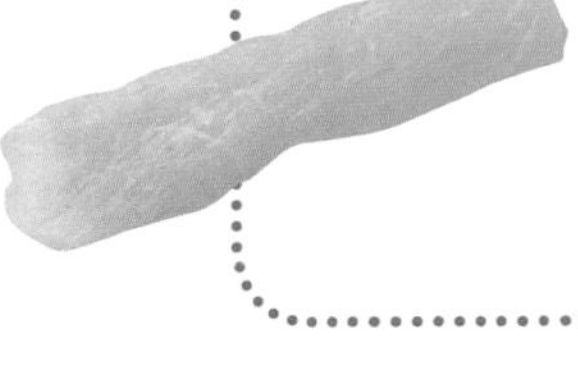

洋菜條就是「寒天」，100克中就含有80.9克的膳食纖維。它無色、無味的特性很適合放在湯品裡，此外，寒天吃進身體後，能幫忙包覆食物中的脂肪，降低吸收率。幫助降低膽固醇，改善高血脂等問題，是相當好的健康食品。

早　菜單組合 Set 14

高纖美人湯

「高纖美人湯」因為屬於點心、甜品，平時就可以煮一鍋和家人分享。此外，這道料理富含多種高纖維的食材，非常適合有排便困擾與食量大的人食用。

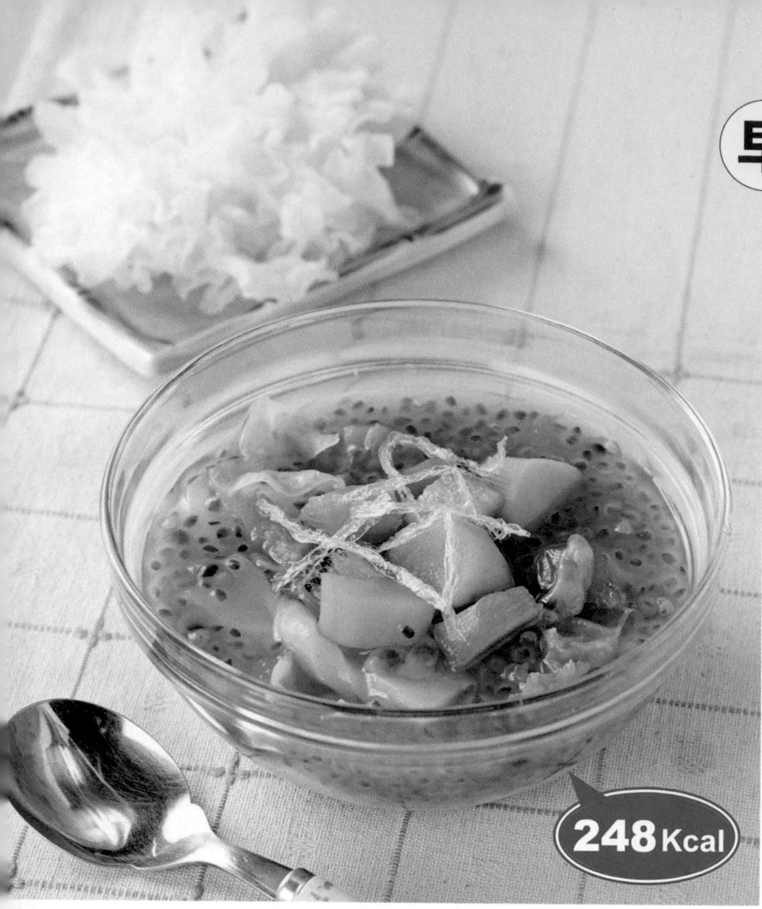

【材料】

- 山粉圓10克
- 紅茶包1個
- 地瓜1／4飯碗
- 奇異果1／2飯碗
- 蒟蒻麵1／2飯碗
- 白木耳1飯碗
- 百香果1／2飯碗
- 洋菜條20克
- 開水500C.C.

【作法】

1. 用500C.C.熱水沖泡山粉圓與紅茶包。
2. 將地瓜、奇異果洗淨去皮切適合入口的大小備用。
3. 蒟蒻麵、白木耳用滾水汆燙後切碎，洋菜條剪成5公分長度備用。
4. 將百香果及所有材料一起放入紅茶湯與山粉圓裡拌勻即可食用。

瘦用小秘訣

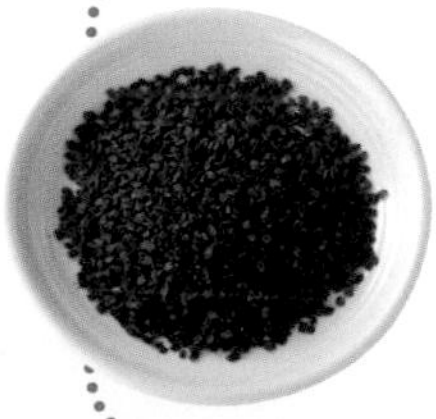

山粉圓➡高纖維質、高鈣，有助燃脂代謝。

近來流行的「奇亞籽」其實就類似於「山粉圓」，且比奇亞籽更便宜且方便取得。山粉圓泡開後會有一層透明膜，那就是水溶性纖維的成分，其種籽本身也含有很高的膳食纖維；此道料理當正餐或當做嘴饞時的點心都是很棒的選擇。

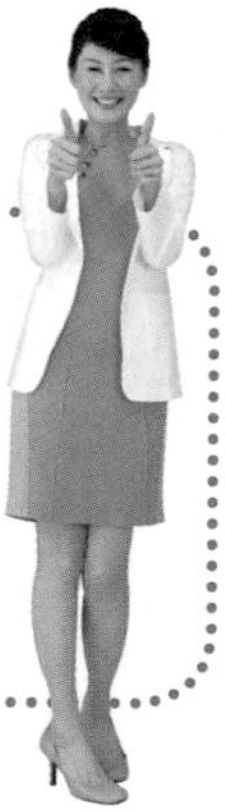

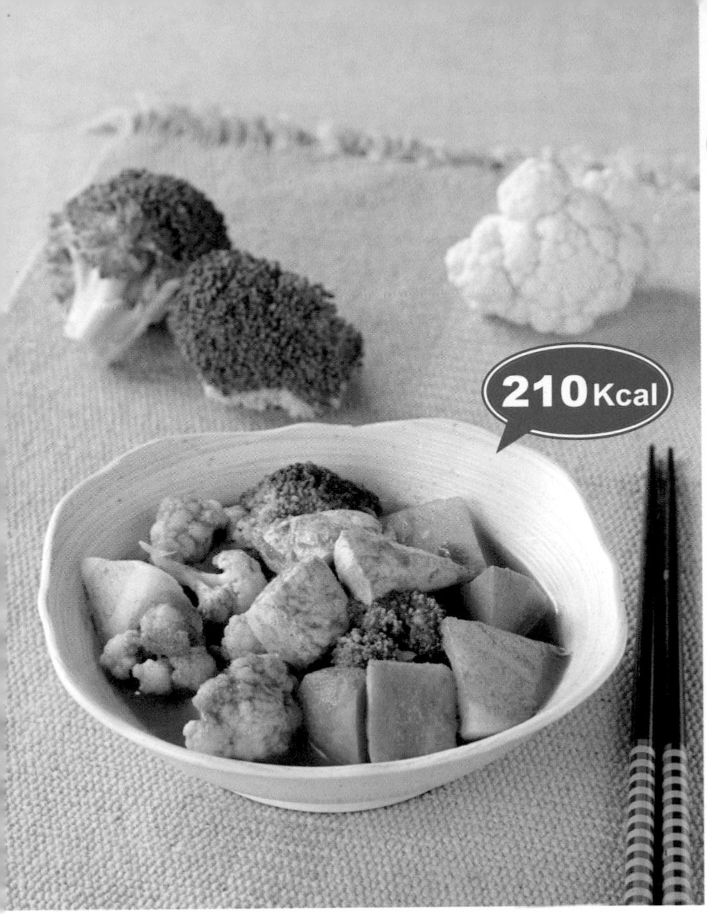

晚

蔬菜咖哩

誰說減肥時不能吃咖哩，事實上，咖哩是一種香料，帶點辛辣可以促進新陳代謝，很適合減肥的人吃。烹調這道菜的時候記得使用沒有鹽巴的咖哩粉，千萬不要偷懶用咖哩塊烹調唷，否則不但瘦不下來，還會造成身體浮腫。

【材料】

- 雞胸肉35克
- 南瓜1／4飯碗
- 大番茄1／2個
- 綠白花椰、紅白蘿蔔各1／4飯碗
- 咖哩粉10克

【作法】

1. 將雞胸肉、南瓜、大番茄、綠白花椰和紅白蘿蔔洗淨後，切成適合入口的大小備用。
2. 準備湯鍋，放入500C.C.開水，沸騰後加入食材。
3. 等食材都煮熟後，加入咖哩粉再燜煮5分鐘入味，即可上桌。

瘦用小秘訣

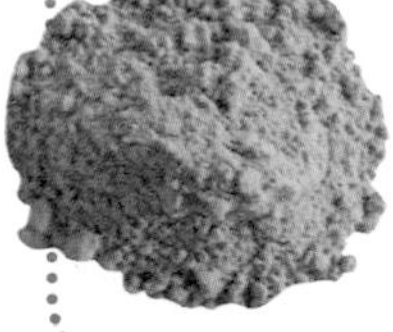

咖哩粉➡含有「薑黃素」可以加速脂肪燃燒。

市售的咖哩塊，100克熱量高達106卡，鈉含量更是驚人；然而咖哩粉100克僅有25卡，熱量低、鈉含量少。此外，咖哩含有薑黃素，具有提高身體新陳代謝，加速燃燒熱量，達到減肥的效果。

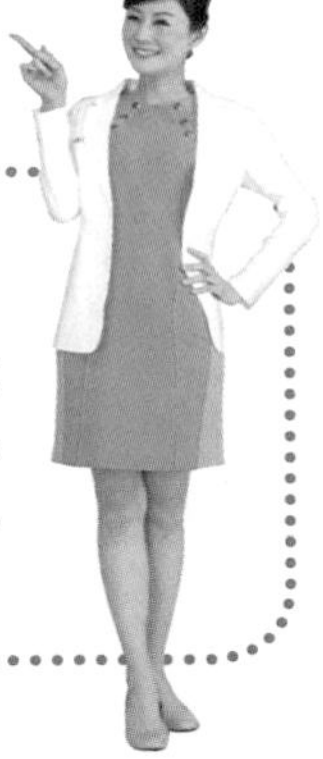

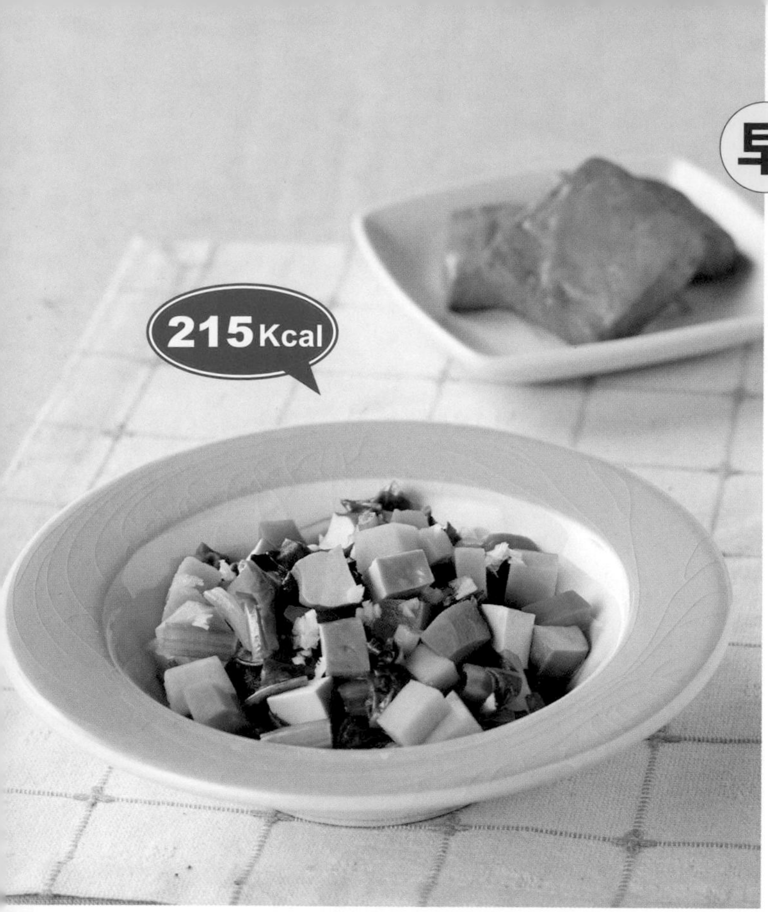

早

菜單組合 Set 15

三色鮮蔬拌豆干

三色蔬菜炒豆干是很常見的一道料理，但通常都炒得又油又鹹，有些店家甚至會加點糖。如果我們換個方式，先將食材清燙過再用拌的，不但能吃到食物原本的鮮甜，同時也能減少油脂攝取。

【材料】

- 南瓜1／4飯碗
- 紅蘿蔔1／4飯碗
- 豆干1塊
- 菠菜1飯碗
- 香油1小匙
- 蒜末1小匙
- 鹽1／2小匙

【作法】

1. 將南瓜洗淨切成小丁，紅蘿蔔洗淨削皮切成小丁狀，豆干洗淨切小丁。
2. 起一鍋滾水，放入南瓜、紅蘿蔔和豆干，煮熟後撈起備用。
3. 菠菜洗淨燙熟後切小段。
4. 將所有食材放入大碗中，加入香油、蒜末和鹽調均匀即可。

瘦用小秘訣

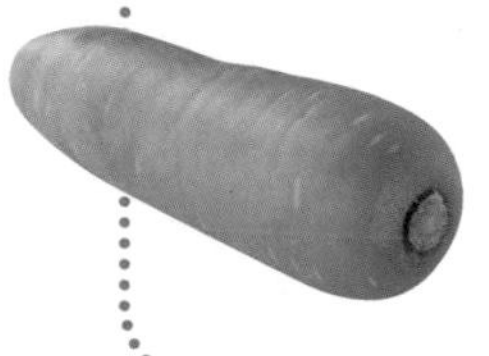

紅蘿蔔➡具有極佳的抗氧化功效。

紅蘿蔔不僅熱量低且「β-胡蘿蔔素」有助於可氧化，幫助身體代謝自由基。要注意的是，紅蘿蔔最好是汆燙後淋上少量植物油再吃，吸收的β-胡蘿蔔素會大幅增加，對身體比較有幫助。

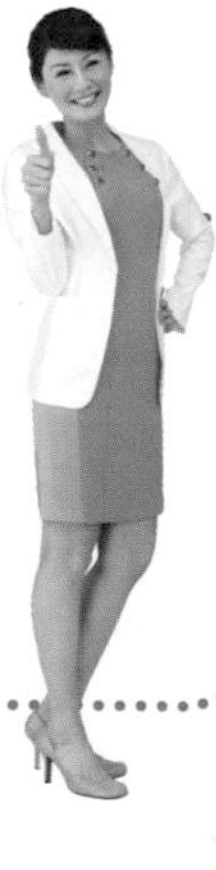

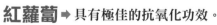

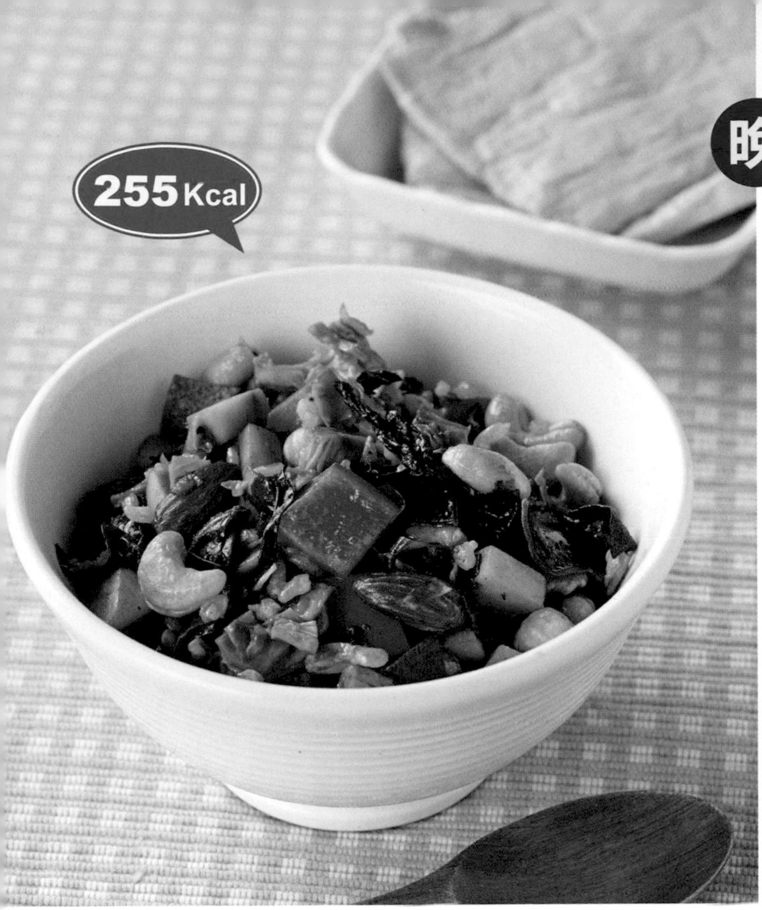

什錦腐皮炒飯

斷食日也能吃炒飯？重點是搭配食材與油量的控制。這道菜包含一餐該攝取的營養素，不僅能滿足食慾、口感又可以均衡營養。

【材料】
- 海帶芽1小把
- 黑木耳、牛蒡、紅甜椒共1飯碗
- 豆皮1塊
- 堅果1把
- 五穀飯1／4飯碗
- 和風醬油1小匙
- 葡萄籽油1小匙

【作法】
1. 將海帶芽用冷水泡開，黑木耳、牛蒡、紅甜椒洗淨汆燙後切丁，豆皮整塊切丁備用。
2. 於平底鍋倒入1小匙葡萄籽油，依序放入黑木耳、牛蒡絲、紅甜椒、海帶芽、豆皮、堅果及和風醬油入鍋拌炒至熟。
3. 等待醬油收乾後，倒入五穀飯拌勻即可。

瘦用小秘訣

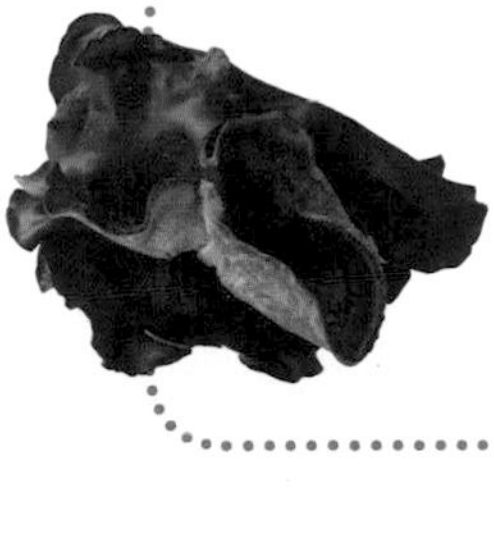

黑木耳➡有效降低脂肪吸收率。

黑木耳之所以能減肥，是因為它含有豐富的膳食纖維和一種特殊的「植物膠原」，兩者都能促進胃腸蠕動，加快腸道廢物的排泄，降低脂肪的吸收率，有效預防肥胖。

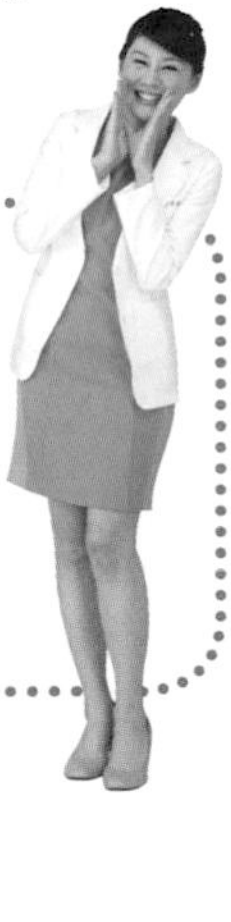

菜單組合 Set 16

早

燕麥魚片粥

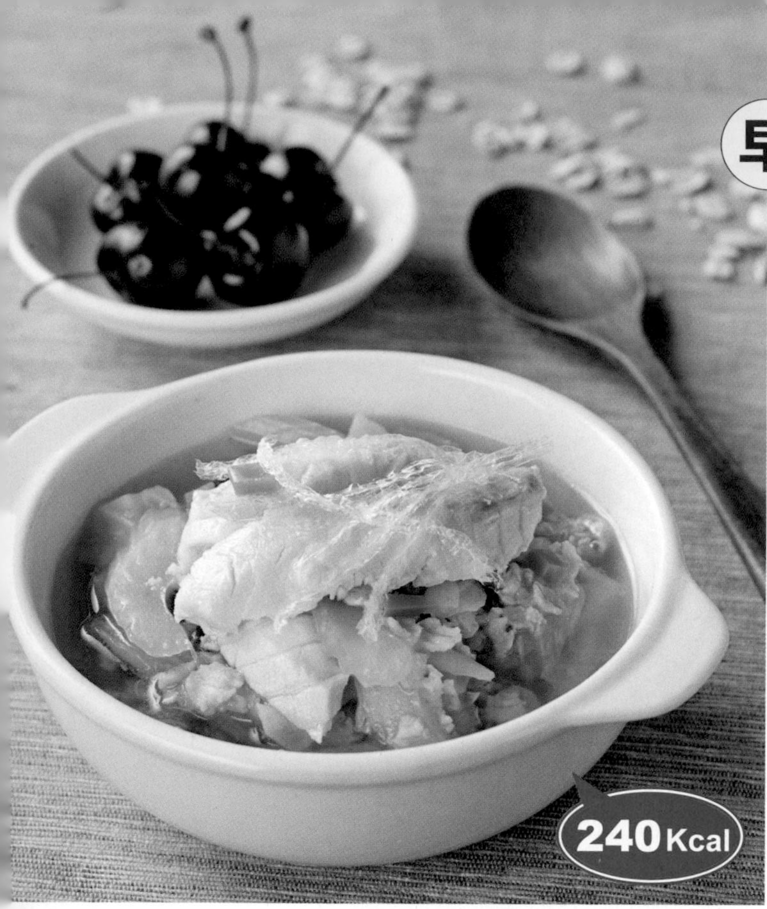

在早晨煮一碗熱騰騰的「燕麥魚片粥」，不僅能使一整天精神充沛，且燕麥富有飽足感的特性，能幫助妳不餓肚子度過午餐，櫻桃具有豐富鐵質，同時提升代謝力。

【材料】

- 芹菜末1／2飯碗
- 高麗菜1飯碗
- 鯛魚片2小片
- 燕麥片3湯匙
- 洋菜條5克
- 櫻桃6顆

【作法】

1. 將芹菜、高麗菜洗淨後，將芹菜切細末，高麗菜撕成好入口的大小，備用。
2. 起一滾水，先放入高麗菜與芹菜煮熟後，接著放進鯛魚片。
3. 沸騰後放入少許鹽巴調味，接著依序放入燕麥片與洋菜條，靜置約5分鐘即可食用。
4. 櫻桃洗淨即可食用。

瘦用小秘訣

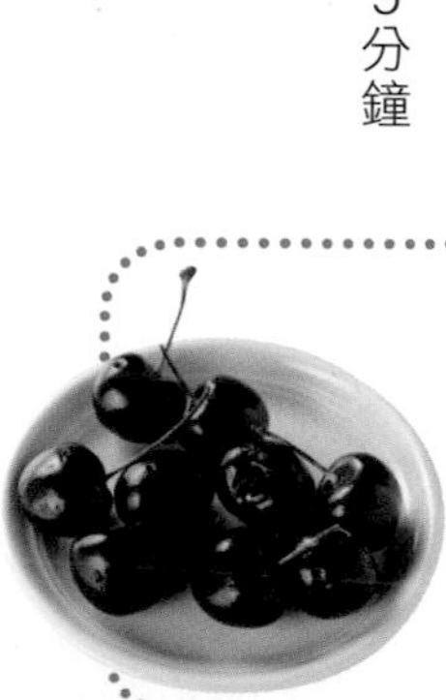

櫻桃➡可促進血液循環，滋潤皮膚。

櫻桃因含「花青素」與「前花青素」，可促進血液循環，預防有害酵素去破壞膠原蛋白，偶爾攝取可以保持減肥時的肌膚彈性。特別注意的是，櫻桃不能和與堅果同時吃，會妨礙維生素E吸收，容易產生靜脈曲張、瘀血等問題。

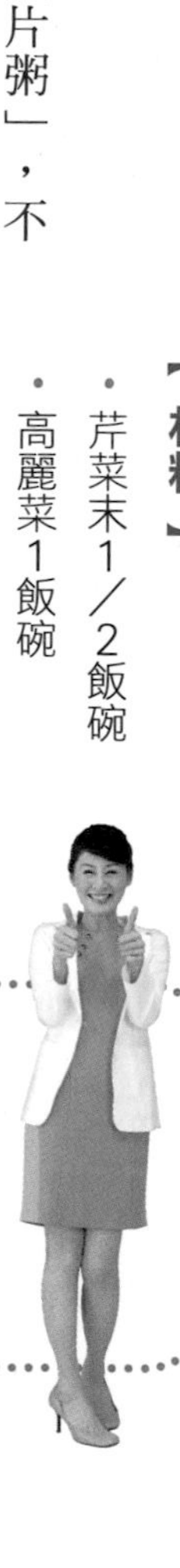

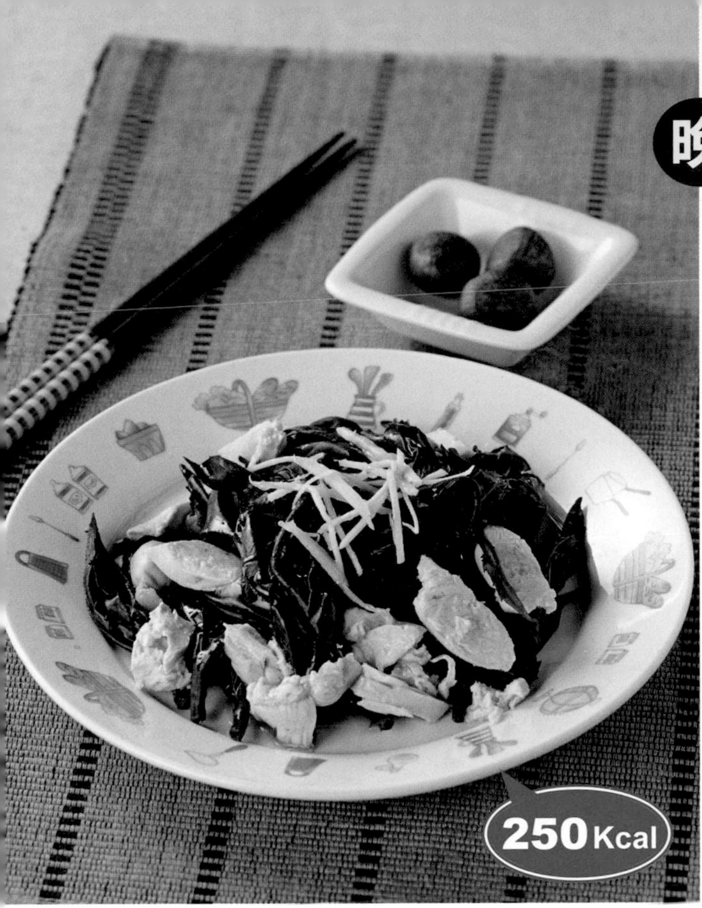

晚

紅鳳菜拌麻油

紅鳳菜因富含鐵質，是許多婦女尤其是產婦最常吃的一道菜。我將紅鳳菜汆燙後拌麻油，不但可以增加維生素A及β胡蘿蔔素的吸收率，汆燙的方式也能防止大火快炒，導致紅鳳菜裡的鐵質將麻油過度氧化而產生自由基。

【材料】

- 雞胸肉35克
- 紅鳳菜1／2把
- 薑絲10克
- 麻油1小匙
- 栗子3顆

【作法】

1. 將雞胸肉洗淨，起一鍋滾水，將雞胸肉汆燙煮熟後撈起，放涼後切片。
2. 將紅鳳菜洗淨，在同一鍋水接著汆燙紅鳳菜，燙熟後撈起瀝水，與雞胸肉、麻油、薑絲和1小匙鹽拌勻，即可食用。
3. 栗子：可買市售糖炒栗子或蒸熟即可。

瘦用小秘訣

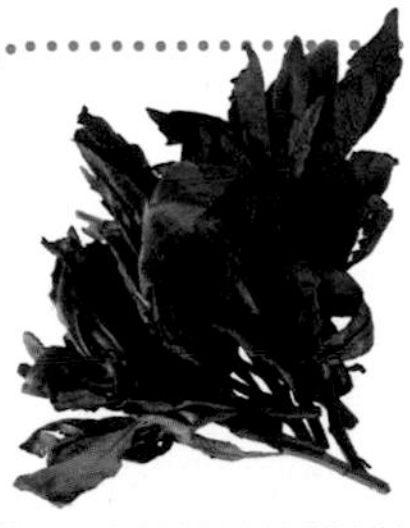

紅鳳菜➡為天然的造血補劑。

紅鳳菜有豐富的鐵質，具有造血作用。此外，它含有鉀可幫助體內的水分代謝，消除浮腫、降低血壓的功效。減重期間經常攝取可以預防貧血，另外鐵質攝取足夠也能增加身體的含氧量，讓妳減重更加順利喔！

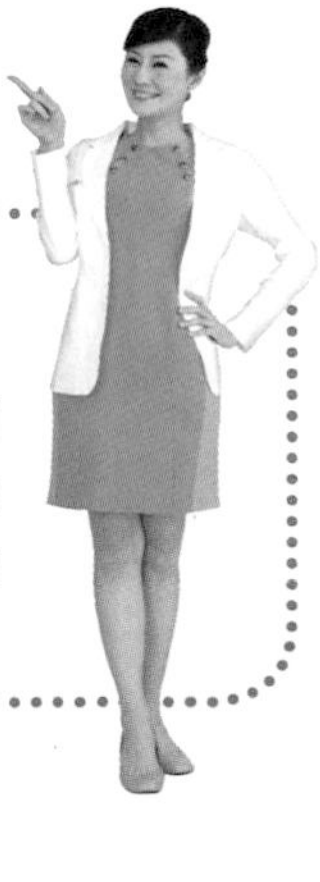

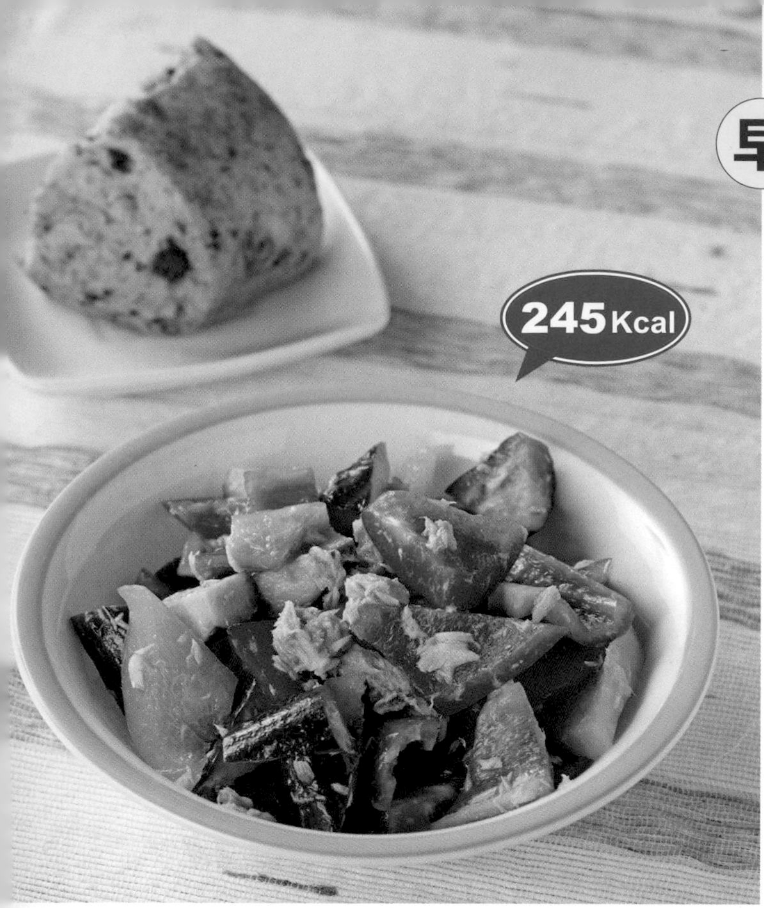

早

菜單組合 Set 17

彩色甜椒拌鮪魚

這道菜富含椒類和瓜類食材，對於經常狼吞虎嚥的人，可以幫助練習細嚼慢嚥，讓自己吃東西變慢也是減肥成功的一大關鍵。而全麥堅果饅頭可增加飽足感。

【材料】

- 青椒、紅椒、黃椒共1飯碗
- 小黃瓜1條
- 水煮鮪魚罐頭1／2罐
- 全麥堅果饅頭1／2個

【作法】

1. 青椒、紅椒、黃椒、小黃瓜洗淨後去籽，切成適合入口的大小。
2. 起一鍋滾水，依序放入青椒、紅椒、黃椒及小黃瓜汆燙，撈起放涼。
3. 將上述食材與水煮鮪魚罐頭拌勻即可。
4. 全麥堅果饅頭買好備用。

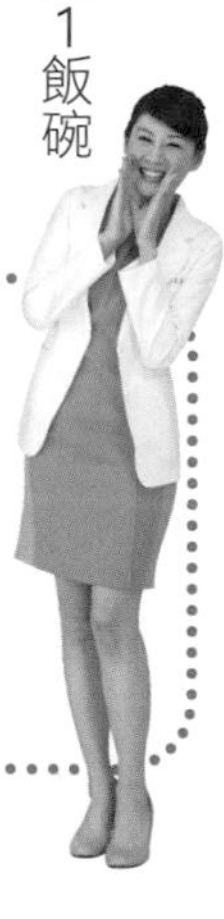

瘦用小秘訣

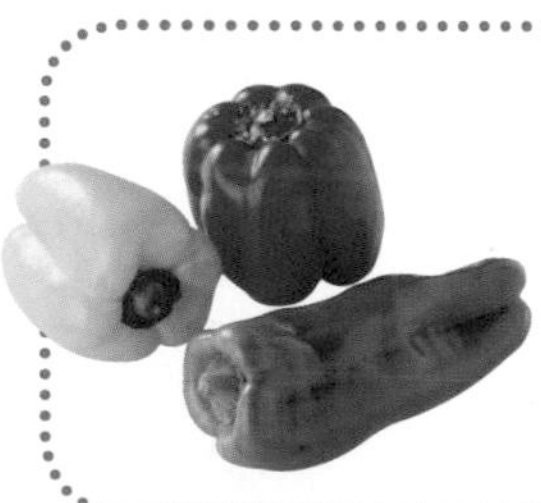

甜椒➡有效幫助消化，分解脂肪。

食用甜椒能使身體發熱出汗，分解體脂肪耗去熱量，並可刺激口腔唾液腺及胃液幫助消化。此外，甜椒中的「椒紅素」具有抗氧化的作用，可以預防身體「生鏽」避免心血管疾病產生。

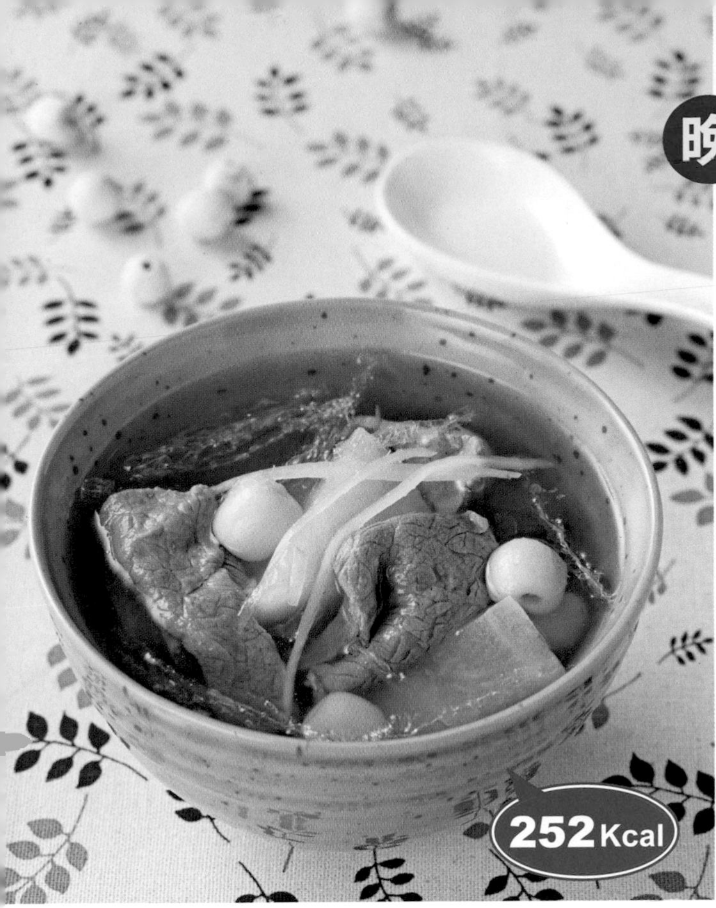

晚

蓮子冬瓜肉片湯

「蓮子冬瓜肉片湯」在中醫的角度為食療的湯品，偶爾吃可以幫助增強記憶力，且能養脾健胃的功能，在營養學的角度，此湯品營養均衡、熱量低，不僅可以在輕斷食吃，平日煮給家人吃也很有益處。

【材料】

- 蓮子5顆
- 冬瓜2飯碗
- 瘦肉35克
- 薑絲少許
- 洋菜條5克
- 香油1小匙

【作法】

1. 蓮子洗淨泡水2小時。
2. 將冬瓜洗淨削皮，切成適合入口的大小，將瘦肉洗淨切薄片備用。
3. 起一鍋滾水，先將蓮子入鍋煮約5分鐘。再將冬瓜和薑絲放入鍋中煮至冬瓜呈現半透明狀。
4. 加入瘦肉片，等食材都煮熟，起鍋前加洋菜條與1小匙香油即可。

瘦用小秘訣

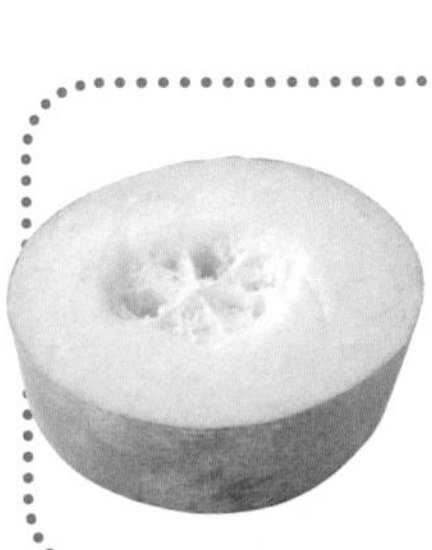

冬瓜 ➡ 有效抑制碳水化合物轉化成脂肪。

冬瓜中含有「丙醇二酸」，這種物質能夠有效的抑制碳水化合物轉化成脂肪。另外，冬瓜中本來就不含脂肪，熱量也很低，非常適合輕斷食料理中的食材。

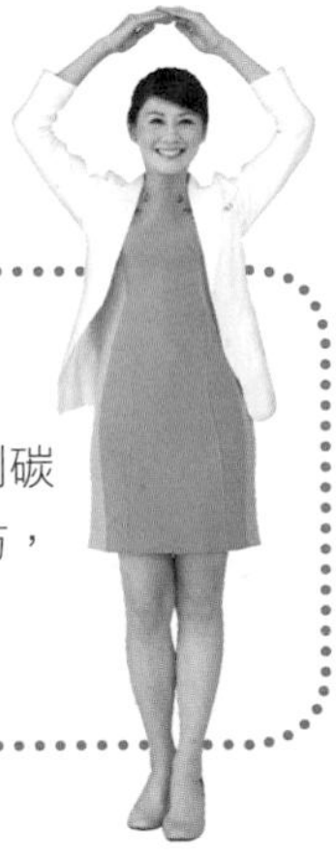

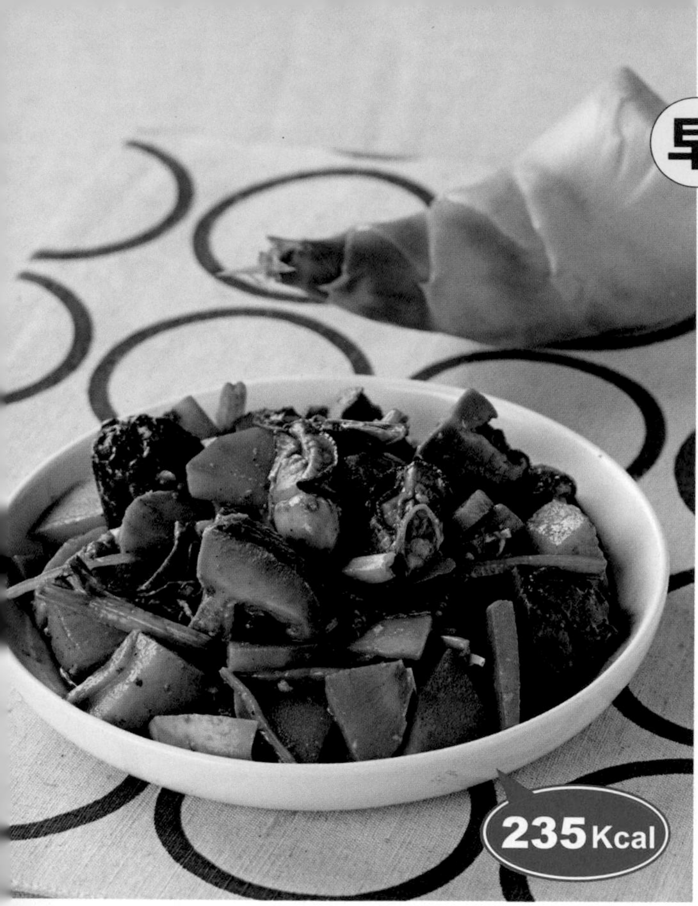

早　菜單組合 Set 18

香菇牡蠣炒竹筍

斷食日特別想吃點鹹鹹香香食物，這道「香菇牡蠣炒竹筍」中，我放進牡蠣能提供優質蛋白質與高量的鋅，增加精力；另外搭配竹筍、菠菜、香菇、紅蘿蔔屬於高纖維質食物，有蛋白質又有纖維質，是一道超棒的減重料理。

【材料】

- 竹筍、菠菜、香菇、紅蘿蔔共1飯碗
- 牡蠣、山藥各1／4飯碗
- 葡萄籽油1小匙
- 醬油1小匙
- 薑末、蒜末少許

【作法】

1. 將竹筍、山藥去皮洗淨，切滾刀塊。
2. 接著，將香菇泡水切絲；紅蘿蔔洗淨切片，菠菜洗淨切段，備用。
3. 在平底鍋裡放1小匙油，先將薑末與蒜末炒香。
4. 加入山藥、香菇、竹筍拌炒後，再加入1小匙醬油與5小匙的水，沸騰後轉小火煮約1分鐘。
5. 放入菠菜與牡蠣，炒熟後即可起鍋。

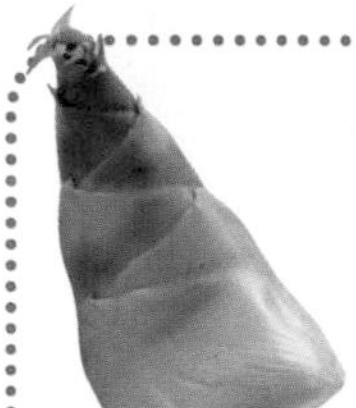

瘦用小秘訣

竹筍➡降低血清脂質。

竹筍屬於低熱量、高纖維的蔬菜，因為含有大量的粗纖維，所以吃的食材也需要搭配水分，幫助刺激腸胃蠕動、容易吸收消化，讓人容易有飽足感。

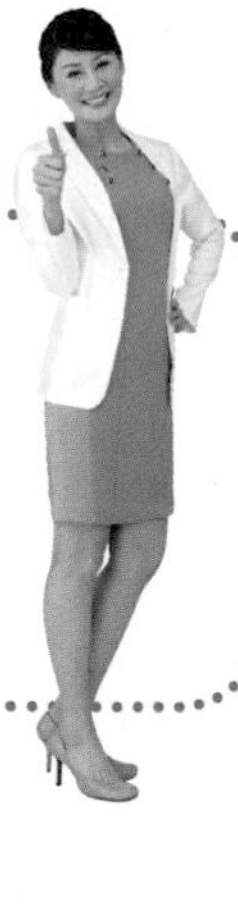

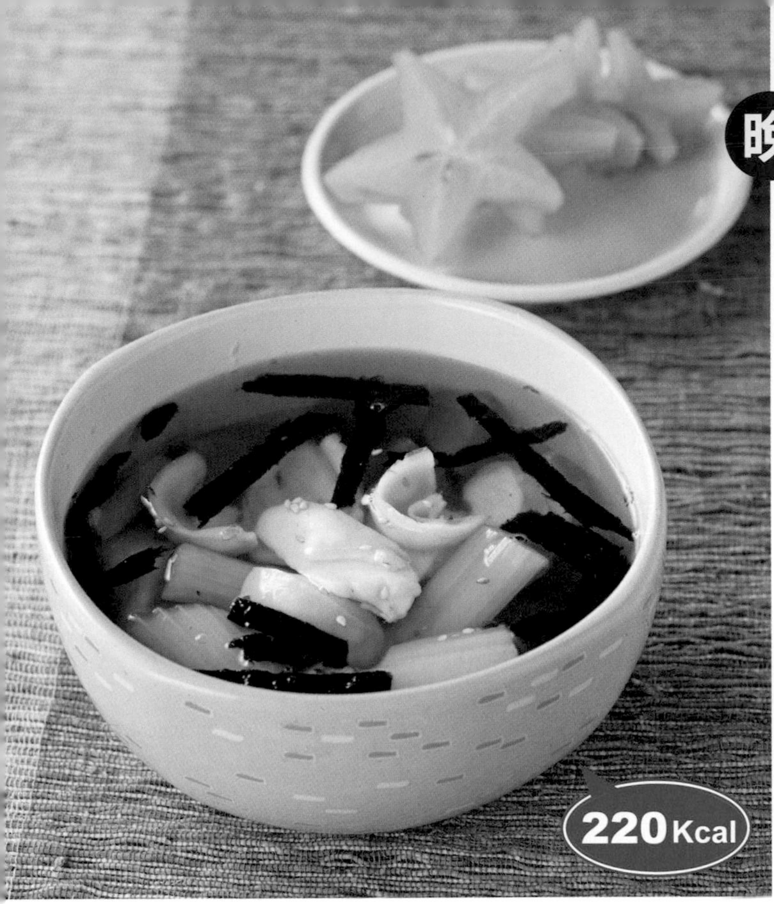

晚

芹菜花枝湯

中式熱炒的「芹菜炒花枝」改用煮湯的方式烹調，不僅讓熱量降低、飽足感增加，更能吃到完整的營養成分及食物的原味。此外，楊桃能減少脂肪吸收，幫助瘦身。

【材料】

- 花枝35克
- 西洋芹共1／3飯碗
- 柴魚片、芝麻少許
- 紅蘿蔔2／3飯碗
- 紫菜1飯碗
- 鹽1／2小匙
- 楊桃半顆

【作法】

1. 花枝洗淨切片，紅蘿蔔洗淨削皮切塊。西洋芹洗淨切小段備用。
2. 起一滾水將柴魚片放入湯中熬煮入味。
3. 接著，將紅蘿蔔丟入湯中煮熟，加入花枝、紫菜、西洋芹。
4. 最後加入鹽調味，起鍋前灑上芝麻即可食用。
5. 楊桃洗淨切片備用。

瘦用小秘訣

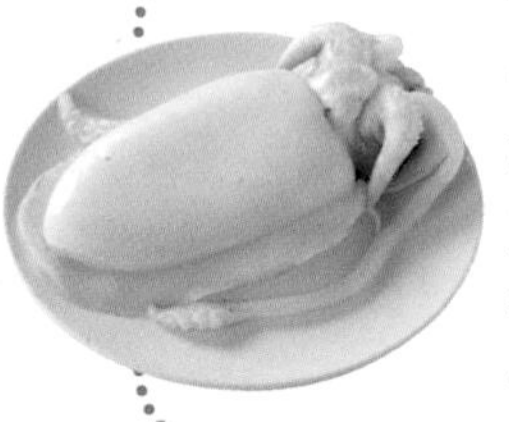

花枝➡屬高蛋白低脂的食材。

花枝的蛋白質含量達16～20%，脂肪含量不到2%，適合正在減肥或是怕胖的人吃。除了做成「芹菜花枝湯」外，我也很推薦清燙花枝沾蔥、薑、蒜提味配上一碗蔬菜湯，一樣健康又美味。

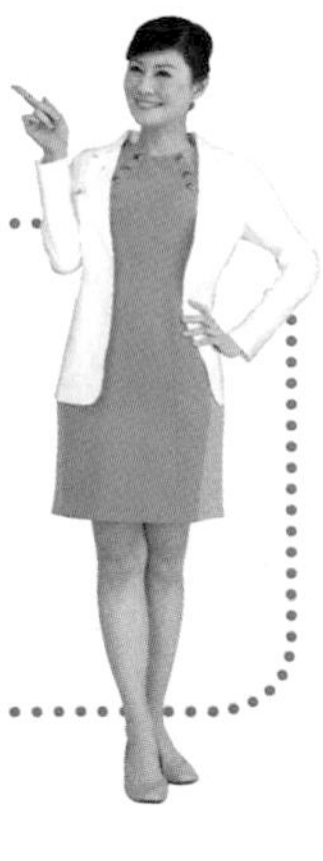

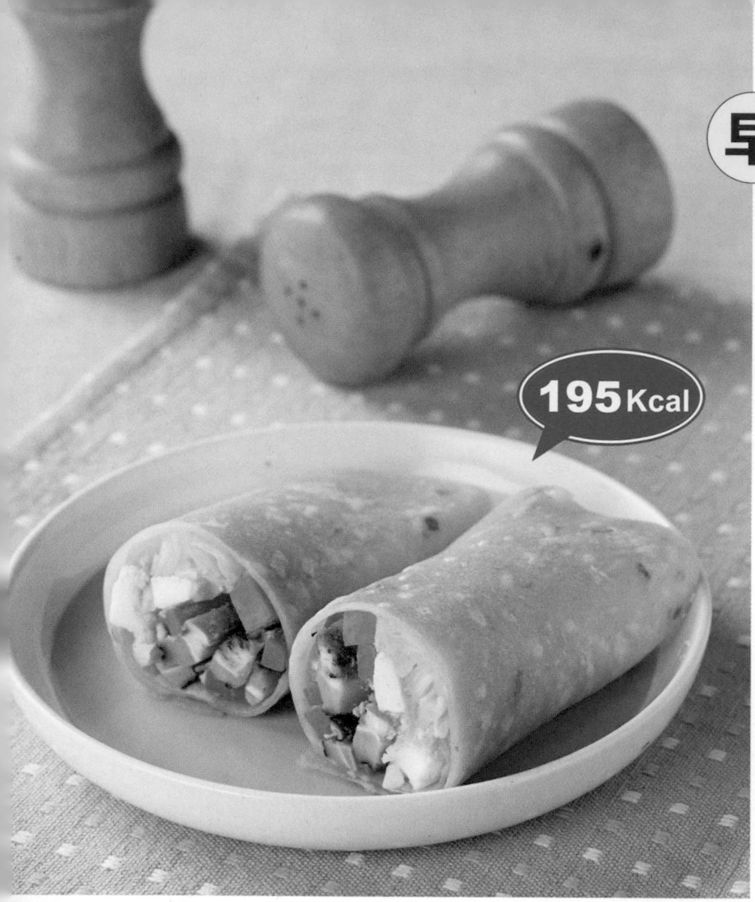

早　菜單組合 Set 19

三色高麗菜春捲

春捲除了是節慶食品，平常也很適合食用，結合均衡、低油、低鹽概念，可以讓我們吃出健康，所以選擇時請選擇非油炸的春捲包菜食用。

【材料】

- 高麗菜、紅蘿蔔、香菇共1.5飯碗
- 雞蛋1顆
- 春捲皮2張
- 鹽1小匙
- 黑胡椒粉、蒜粉少許

【作法】

1. 將高麗菜、紅蘿蔔削皮洗淨。香菇泡水瀝乾備用。
2. 起一鍋滾水將高麗菜、香菇、紅蘿蔔氽燙後切絲。將雞蛋放入沸水中煮熟，撈起剝殼切片。
3. 將春捲皮鋪開，將高麗菜、香菇、紅蘿蔔、水煮蛋切片排於春捲皮上。
4. 灑上鹽、黑胡椒粉、蒜粉，再將春捲皮捲起，放入平底鍋乾煎至熟，即可食用。

瘦用小秘訣

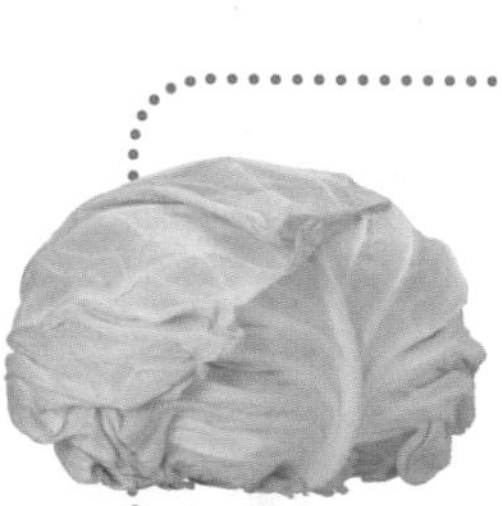

高麗菜➡有助受傷組織修復、止痛。

「高麗菜減肥法」在日本相當盛行，其實並不符合均衡飲食的觀念，但適量攝取確實能幫助脂肪代謝。此外，高麗菜含有一般蔬菜少有的維生素K1及U，是抗潰瘍因子，能幫助體內受傷的組織加以修復、止痛。

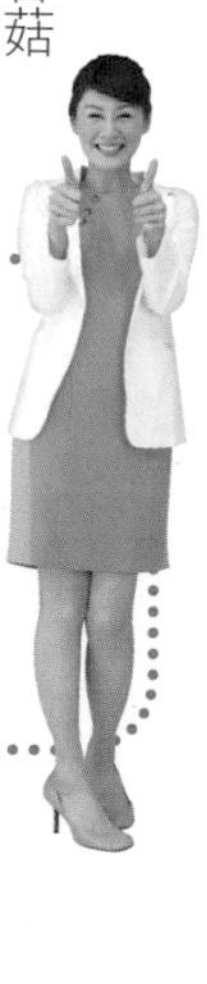

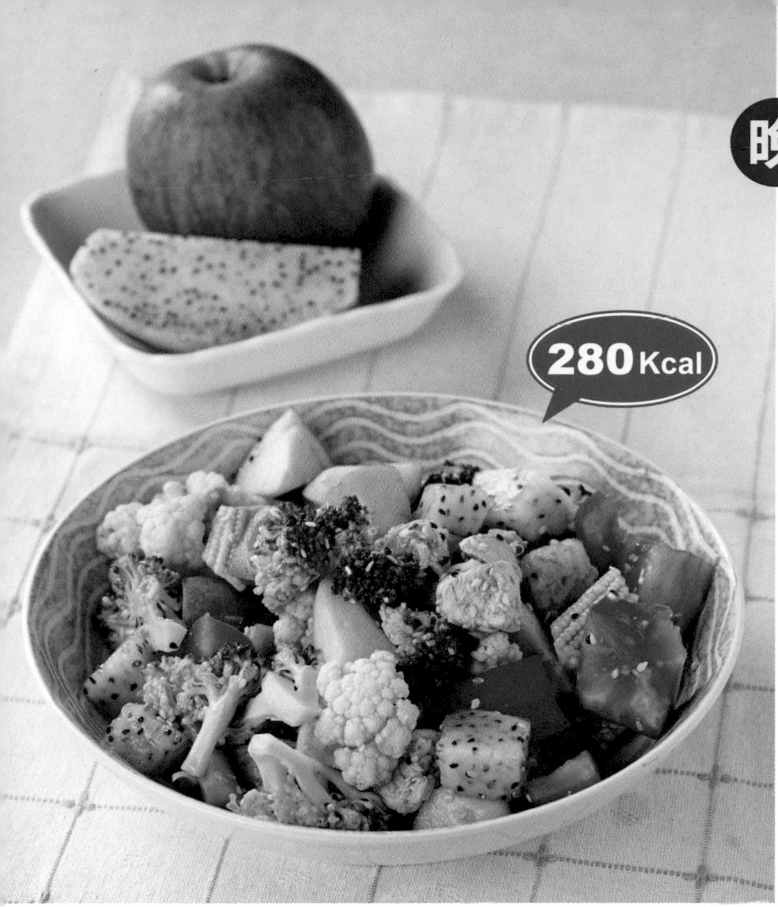

晚

雞胸肉蔬果沙拉

斷食日最適合這種色彩繽紛、口感豐富的菜色了，「雞胸肉蔬果沙拉」有7種不同的蔬果還有雞胸肉，補充滿滿的維生素、礦物質與優質蛋白質，給您充沛的精力來源。

【材料】

- 雞胸肉35克
- 綠白花椰菜、玉米筍、大番茄、鮮香菇共2飯碗
- 蘋果、紅龍果共1飯碗
- 芝麻1小匙
- 和風醬油1小匙
- 白醋1小匙

【作法】

1. 將雞胸肉洗淨切塊，放入滾水中汆燙至熟，放涼備用。
2. 將綠花椰菜、白花椰菜洗淨切小朵，玉米筍洗淨切段，鮮香菇洗淨切塊，一起放入滾水中汆燙，放涼備用。
3. 大番茄、蘋果、紅龍果去皮洗淨切塊。
4. 接著，將各種食材排放於大碗中，放入芝麻碎、和風醬油及白醋拌勻後即可食用。

瘦用小秘訣

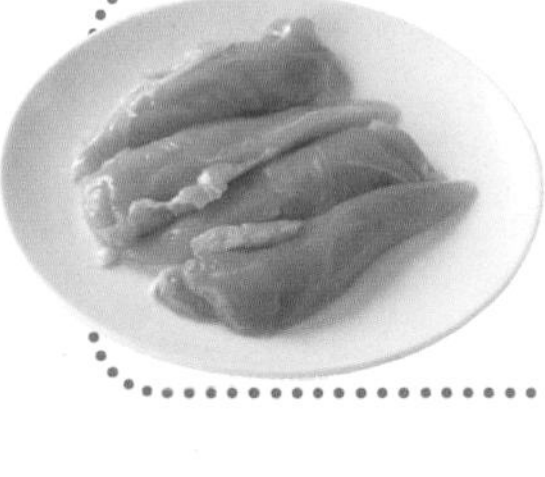

雞胸肉➡富含優質蛋白，適合減肥者食用。

100公克的生雞胸肉含有30克的蛋白質、脂肪含量少，是減肥者的蛋白質來源。另外雞胸肉是雞肉裡維生素B群含量最高的地方，能提供減重者所需的維生素B群。

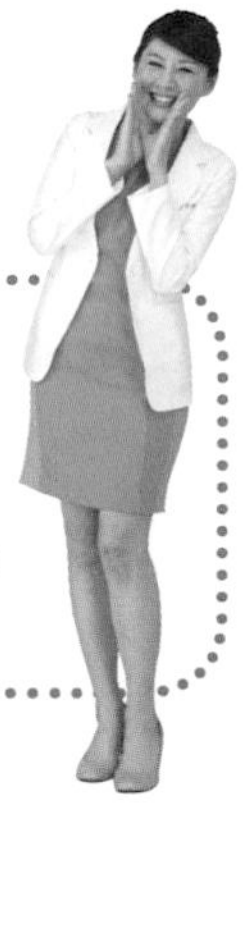

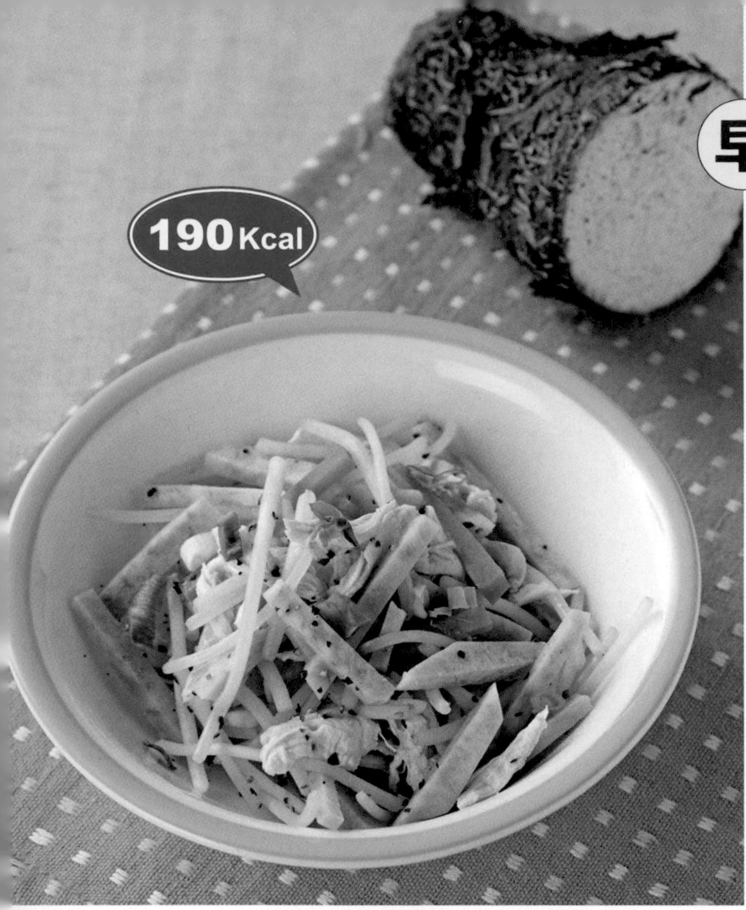

190 Kcal

早

菜單組合 Set 20

黑胡椒雞絲拌豆芽

減肥時，經常有人因為怕胖而不敢吃肉，以為不吃肉就會瘦，這樣反而會越減越胖。適量攝取低脂肪的高蛋白質食物，能預防減重期間瘦肌肉組織流失而造成的基礎代謝率下降。

【材料】

- 雞肉約1／4飯碗
- 小芋頭1條
- 紅蘿蔔少許
- 豆芽菜1飯碗
- 蔥末少許
- 黑胡椒粉少許
- 白醋1小匙
- 和風醬油1小匙

【作法】

1. 將雞胸肉洗淨，放入滾水中汆燙至熟，放涼後手撕成絲狀。
2. 小芋頭、紅蘿蔔削皮洗淨切絲狀，豆芽洗淨去頭尾。將這三樣食材放入滾水中汆燙至熟，起鍋放入大碗中。
3. 將調味料放入食材裡，一起攪拌均勻即可。

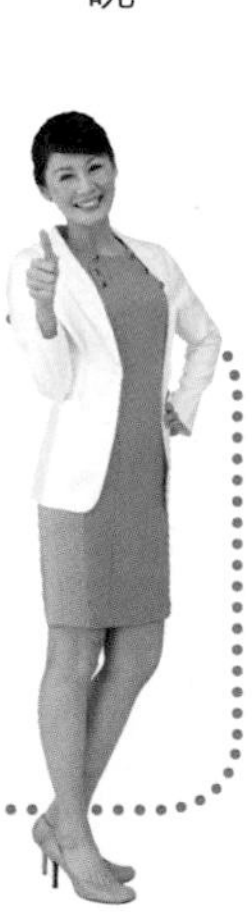

瘦用小秘訣

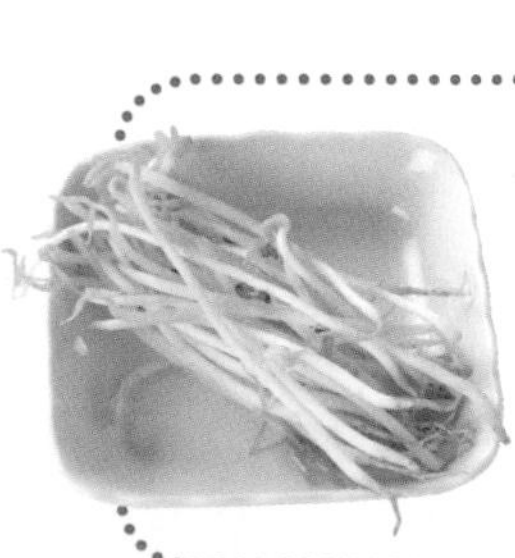

豆芽菜➡高纖維、高維生素C能幫助吸收消化。

綠豆發芽為豆芽菜後，雖然澱粉、蛋白質含量變少，礦物質、維生素卻增多，還含有不少膳食纖維，以100公克綠豆芽為例，就有1.3克，維生素Ｃ也高達183.6毫克，是CP值很高的減肥蔬菜。

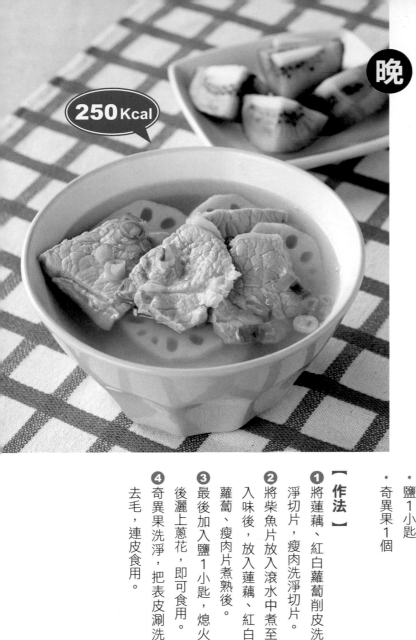

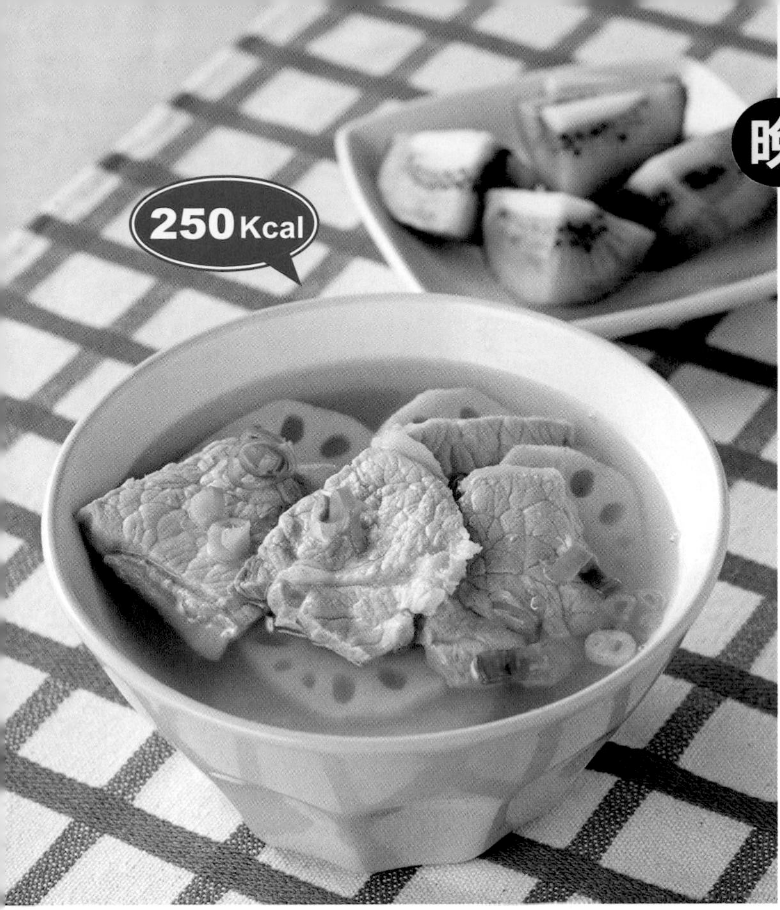

蓮藕肉片湯

「蓮藕肉片湯」是蓮藕秋季盛產時的熱門湯品，喝起來鹹香甘甜，非常適合晚上暖胃時飲用，搭配奇異果，可幫助排便、解毒。

【材料】

- 蓮藕1／4飯碗
- 紅蘿蔔、白蘿蔔共1飯碗
- 瘦肉片35克
- 柴魚片少許
- 蔥花少許
- 鹽1小匙
- 奇異果1個

【作法】

1. 將蓮藕、紅白蘿蔔削皮洗淨切片，瘦肉洗淨切片。
2. 將柴魚片放入滾水中煮至入味後，放入蓮藕、紅白蘿蔔、瘦肉片煮熟後。
3. 最後加入鹽1小匙，熄火後灑上蔥花，即可食用。
4. 奇異果洗淨，把表皮涮洗去毛，連皮食用。

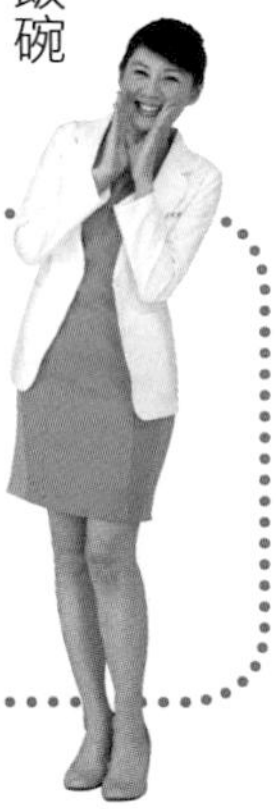

瘦用小秘訣

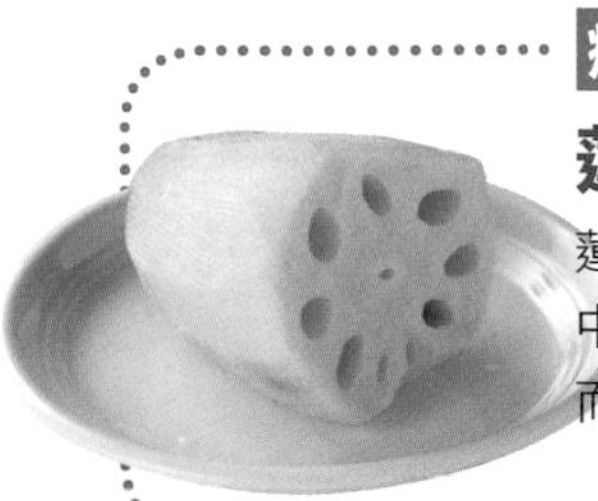

蓮藕➡能與食物中的膽固醇結合，排出體外。

蓮藕中含有「黏液蛋白」和「膳食纖維」，能與食物中的膽固醇及甘油三酯結合，使其從糞便中排出，從而減少脂類的吸收。

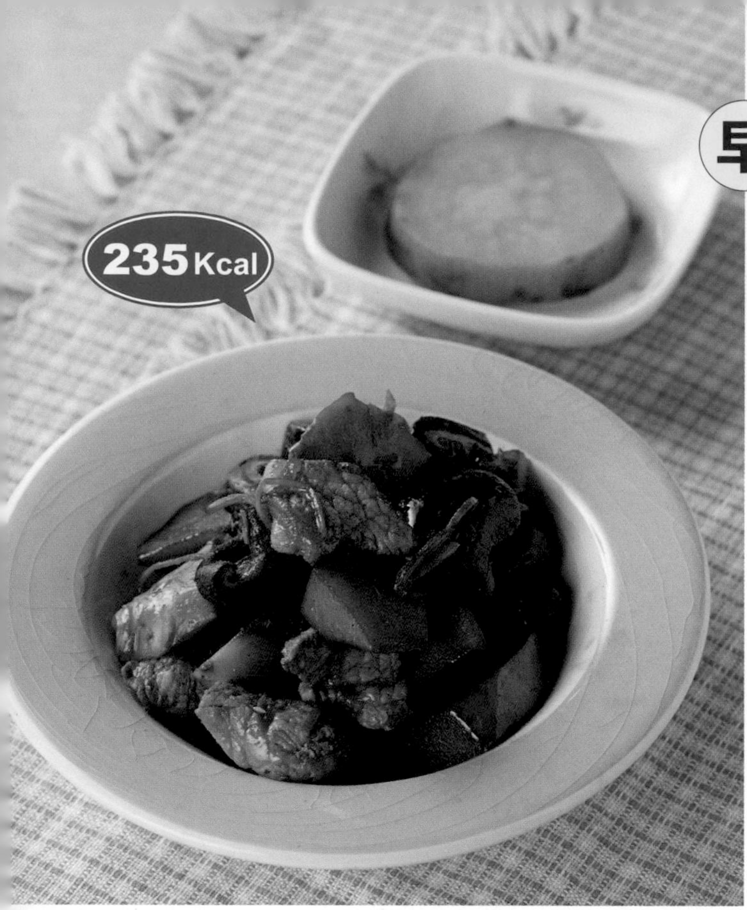

早

菜單組合 Set 21

三杯雙冬

選擇高纖食材的竹筍、香菇，以「三杯」的方式料理，不僅深受大家喜愛，平時非斷食日也煮來和家人分享。

【材料】

- 地瓜1／4飯碗
- 青蔥1支、蒜頭1瓣
- 鮮香菇、竹筍共1飯碗
- 里肌肉片1片
- 葡萄籽油1小匙
- 和風醬油1湯匙

【作法】

1. 將地瓜洗淨切1／4量，放進電鍋蒸，外鍋放半杯水，待開鍋跳起即可。
2. 青蔥洗淨切段，蒜頭拍碎，香菇、竹筍切片。
3. 平底鍋加入1小匙油炒香青蔥和蒜頭，接著加入香菇、竹筍、里肌肉片拌炒後，加入和風醬油與1湯匙水。
4. 燜煮至湯汁收乾，即可起鍋食用。

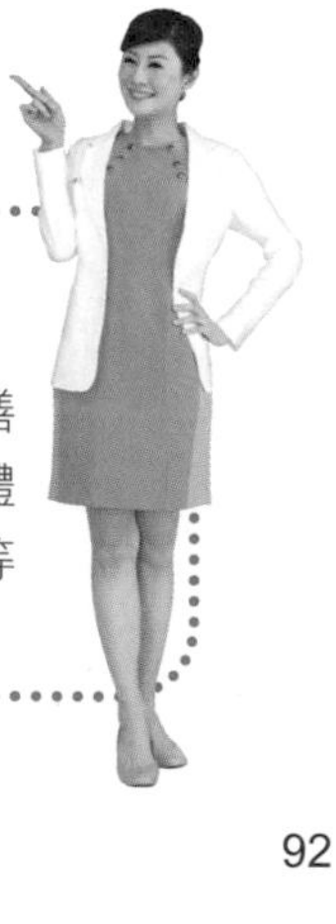

瘦用小秘訣

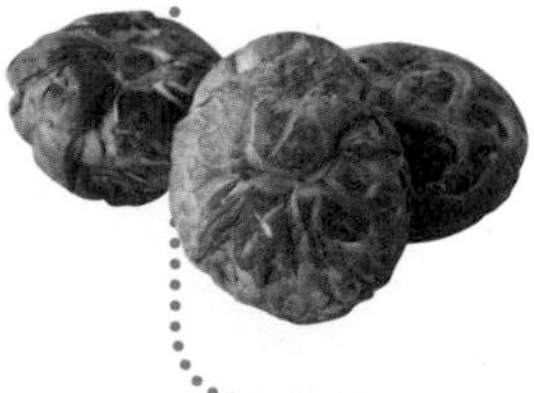

香菇➡膳食纖維比綠色蔬菜還要高。

香菇的膳食纖維比一般綠色蔬菜還要高，如100克的香菇，膳食纖維高達3.9克，加上菇類本來就含有多醣體，可以增加人體免疫力，多吃香菇的確有很多好處。只要不是用焗烤、油炸等較油膩的烹調方式來料理，都不會有熱量攝取過多的問題。

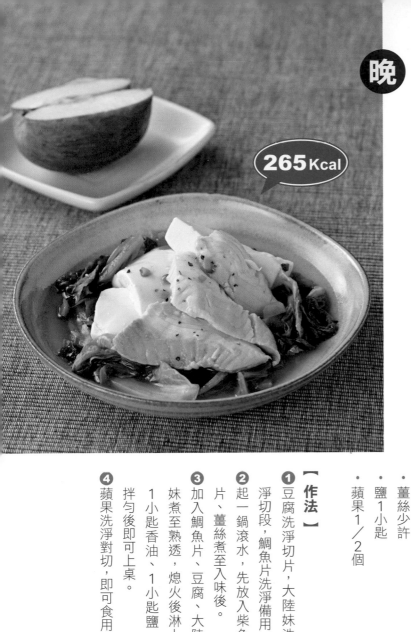

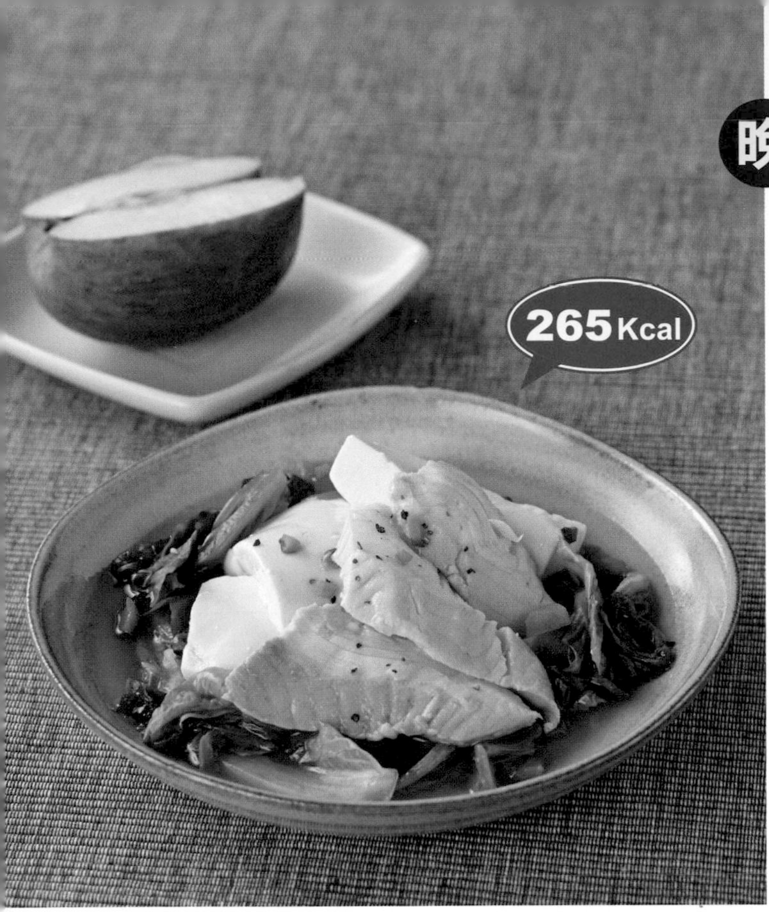

晚

大陸妹煨魚片

大陸妹是一年四季都有的青菜，取得方便，利用它與豆腐和魚片一起煨煮，味道特別清甜爽口，搭配蘋果能增加膳食纖維及飽足感。

【材料】

- 豆腐1／2塊
- 大陸妹1把
- 鯛魚片2小片
- 柴魚片少許
- 香油1小匙
- 薑絲少許
- 鹽1小匙
- 蘋果1／2個

【作法】

1. 豆腐洗淨切片，大陸妹洗淨切段，鯛魚片洗淨備用。
2. 起一鍋滾水，先放入柴魚片、薑絲煮至入味後。
3. 加入鯛魚片、豆腐、大陸妹煮至熟透，熄火後淋上1小匙香油、1小匙鹽，拌勻後即可上桌。
4. 蘋果洗淨對切，即可食用。

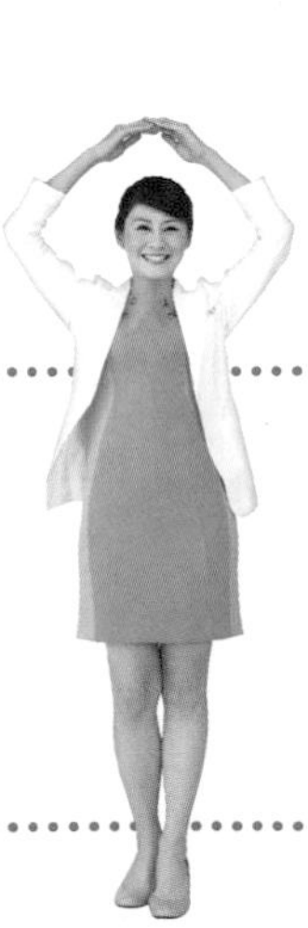

瘦用小秘訣

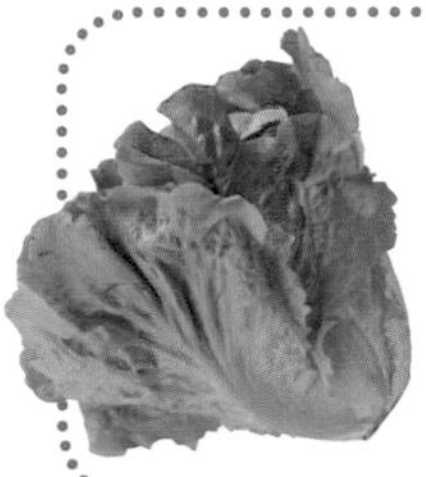

大陸妹➡富含鐵質，鞏固骨質。

大陸妹富含鐵質，能幫助女性造血功能；此外100克的大陸妹含有30mg左右鈣質，同時鞏固骨質，促進新陳代謝作用。

早

菜單組合 Set 22

涼拌塔香茄子

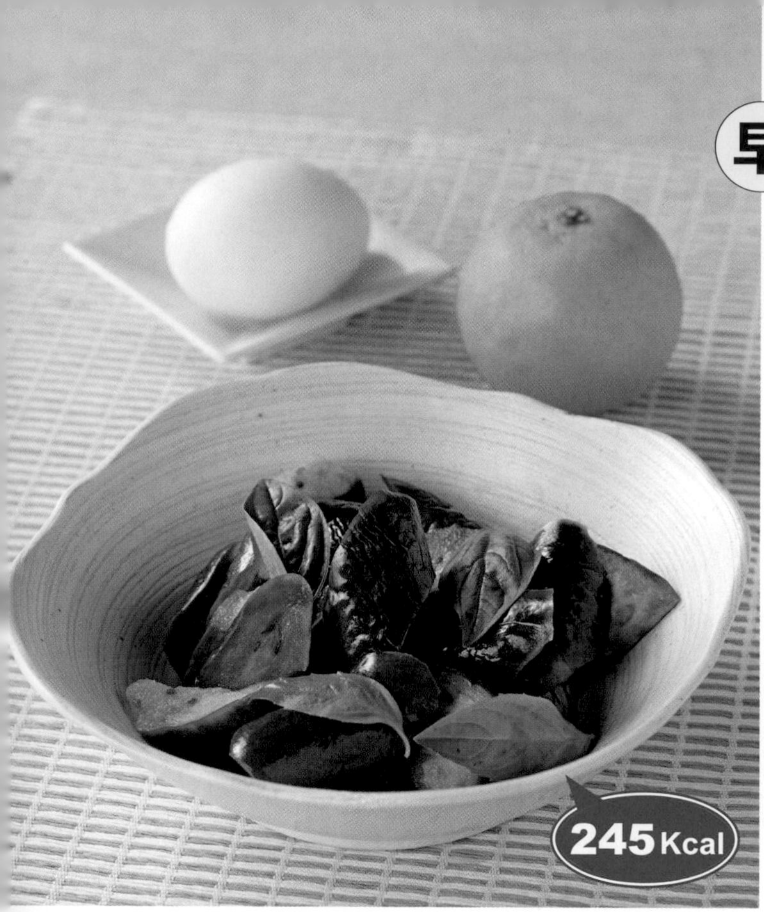

平時我們認知的「塔香茄子」大火快炒下，高油、高鹽，營養素都流失，我利用汆燙和拌勻的方式一樣可以達到同樣的香氣但熱量卻少了70％，且保有營養價值。

【材料】

- 茄子2條
- 九層塔50克
- 葡萄籽油1小匙
- 和風醬油1小匙
- 雞蛋1個
- 柳丁1顆

【作法】

1. 茄子洗淨切段，九層塔洗淨備用。
2. 起一鍋滾水，將茄子放入鍋中汆燙至熟，撈起放入碗中。
3. 將九層塔、葡萄籽油、和風醬油一起倒進碗中拌勻即可食用。
4. 將雞蛋洗淨放入滾水中煮熟即可。
5. 柳丁洗淨切4瓣，剝皮食用。

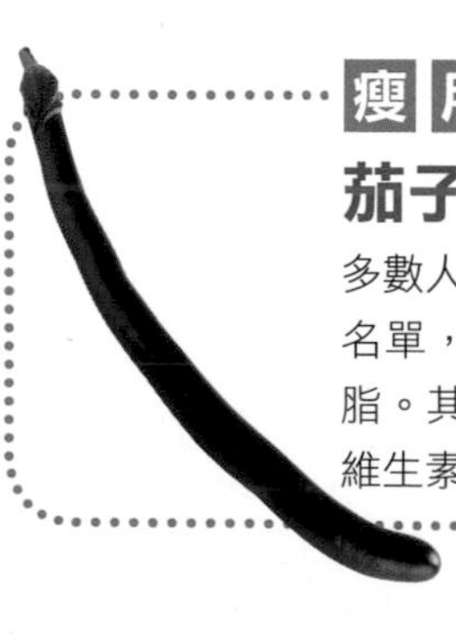

瘦用小秘訣

茄子➡100克僅21卡，有助抗氧化。

多數人都認為炒茄子會大量吸油，因此，將茄子列入飲食黑名單，事實上是傳統油炒的方式，會讓茄子吸取過多的油脂。其實茄子的熱量 100克僅有21卡，且富含維生素C及維生素P，能控制血液中膽固醇，有助抗氧化的功效。

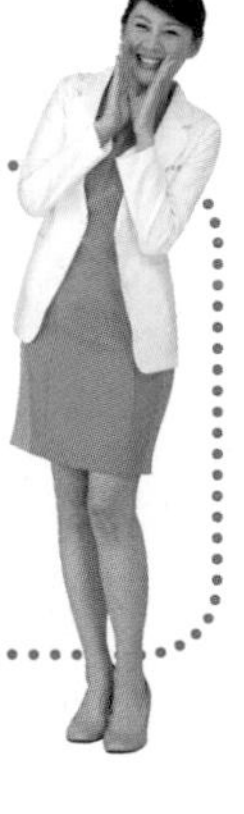

晚

洋蔥拌牛肉

洋蔥與牛肉是非常對味的組合，洋蔥的辛辣可以平衡牛肉的腥味。不吃牛肉的人也可以自行換成瘦豬肉或瘦羊肉。

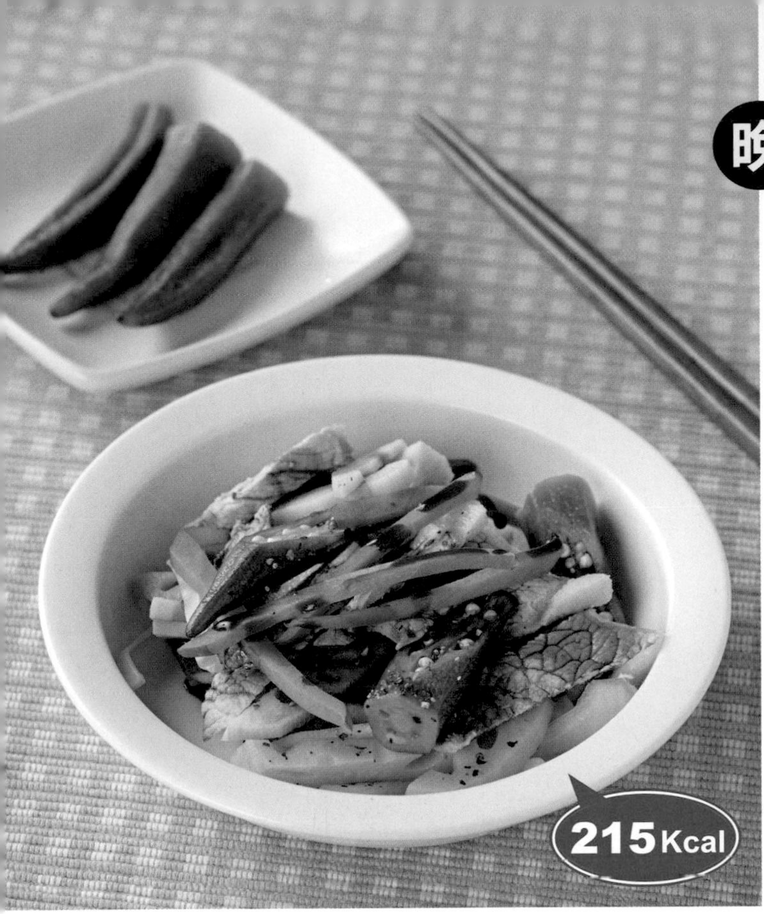

【材料】

- 蓮藕1／4飯碗
- 洋蔥1個
- 瘦牛肉片35克
- 秋葵3根
- 和風醬油1小匙
- 白醋1小匙
- 紅蘿蔔少許

【作法】

1. 將蓮藕削皮洗淨切片，洋蔥切細絲沖冷水數回後泡冰水備用。
2. 蓮藕削皮洗淨切片、牛肉切薄片與秋葵、紅蘿蔔洗淨削皮切絲。
3. 將蓮藕、牛肉及秋葵放入滾水中汆燙，備用。
4. 接著將洋蔥、蓮藕、肉片與調味料拌勻，秋葵對切擺盤，即可食用。

瘦用小秘訣

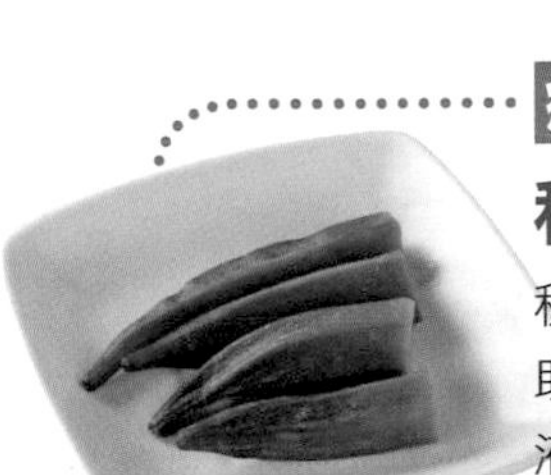

秋葵➡鈣質含量高，有效制止脂肪堆積。

秋葵是營養價值很高的蔬菜，富含蛋白質和鈣質，可以幫助防止脂肪堆積，很適合想減肥的人食用。此外，它的黏液裡，除含豐富的營養成分外，還可以附著在胃黏膜上，保護胃壁，就是俗話說的「顧胃」。

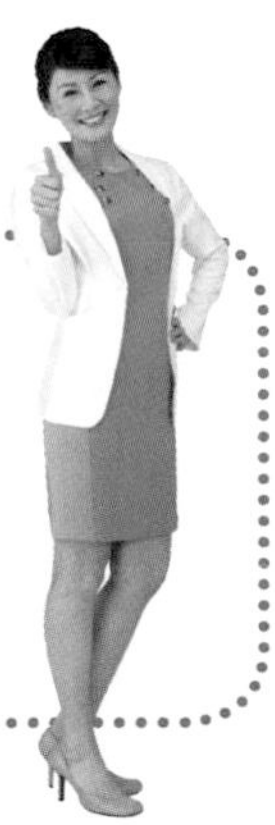

早

菜單組合 Set 23

番茄鮪魚蛋餅

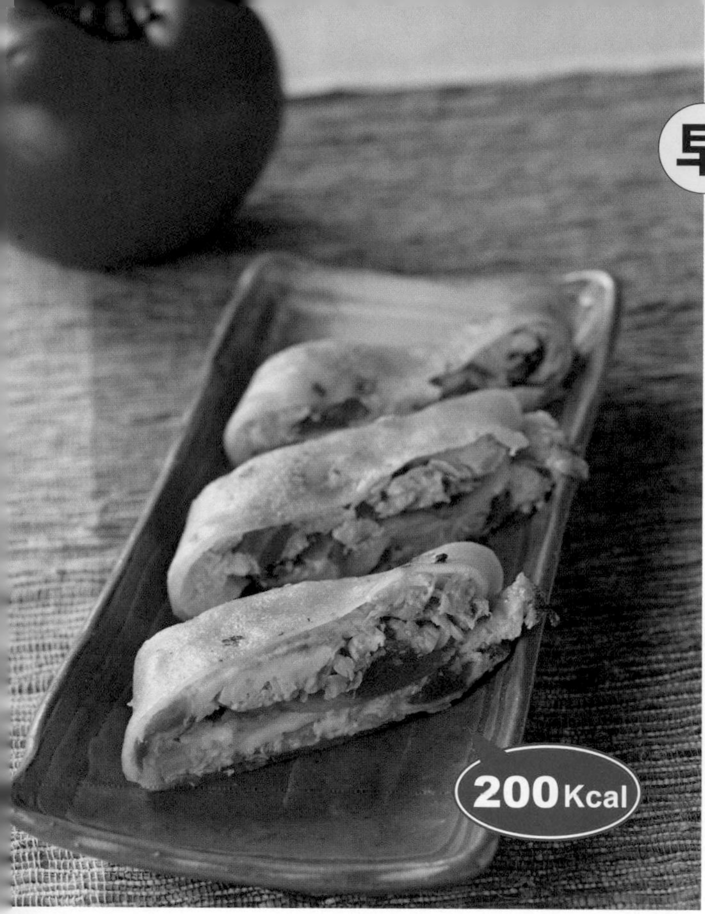

傳統的蛋餅只有蛋跟餅皮，完全沒有蔬菜，頂多只有些蔥花，我們只要加一些番茄與蔬菜，這個蛋餅就能算是營養滿分了。番茄含有抗氧化物「番茄紅素」，不但具有抗氧化能力，還能幫蛋餅增添色彩，讓早餐看起來更加美味。

【材料】

- 大番茄1顆
- 高麗菜1／2飯碗
- 水煮鮪魚1／3罐
- 雞蛋1個
- 蛋餅皮1／2片
- 葡萄籽油1小匙

【作法】

1. 大番茄洗淨切丁，高麗菜洗淨切碎後與鮪魚一起拌入蛋液混合。
2. 以1小匙葡萄籽油熱平底鍋，倒入混合的蛋液後，蓋上蛋餅皮。
3. 等待約1分鐘後翻面，蛋汁熟透後，再煎1分鐘即可起鍋。

瘦用小秘訣

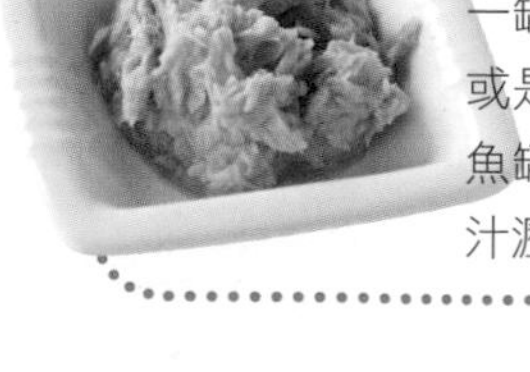

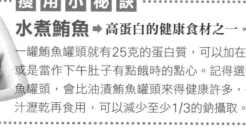

水煮鮪魚➡高蛋白的健康食材之一。

一罐鮪魚罐頭就有25克的蛋白質，可以加在早餐配土司吃，或是當作下午肚子有點餓時的點心。記得選擇時請選水煮鮪魚罐頭，會比油漬鮪魚罐頭來得健康許多，但也要記得把湯汁瀝乾再食用，可以減少至少1/3的鈉攝取。

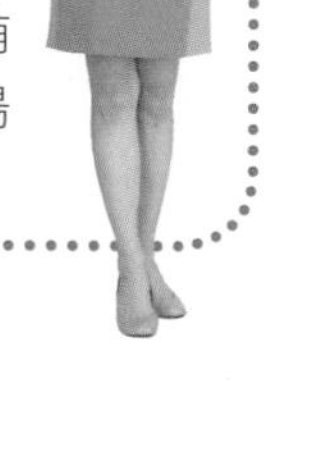

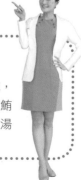

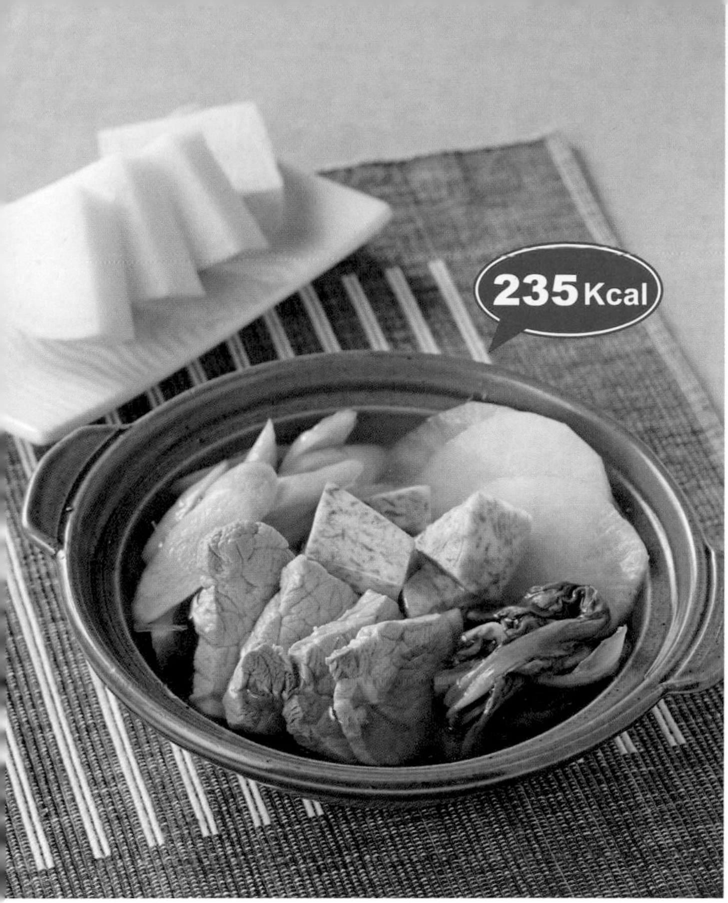

晚

茼蒿豬肉鍋

減重期間鍋物也是個方便的好選擇，記得幾個原則就能在減重期間滿足口慾，選清湯多菜少肉，選柴魚熬煮的清湯較健康，且湯以1～2碗為限，如果想更增加飽足感，可以多放蒟蒻絲或蔬菜。

【材料】

- 海帶芽少許
- 白蘿蔔、筊白筍、金針菇、茼蒿共2飯碗
- 柴魚片少許
- 里肌肉片3克
- 芋頭1／4飯碗

【作法】

1. 將海帶芽泡水，白蘿蔔削皮、筊白筍、金針菇和茼蒿洗淨，切成適合入口的大小。里肌肉洗淨切片。
2. 請一鍋滾水，將柴魚片、海帶芽、白蘿蔔、芋頭放入鍋中做為湯底。
3. 待湯頭入味後，將其它食材入鍋，煮沸後即可。

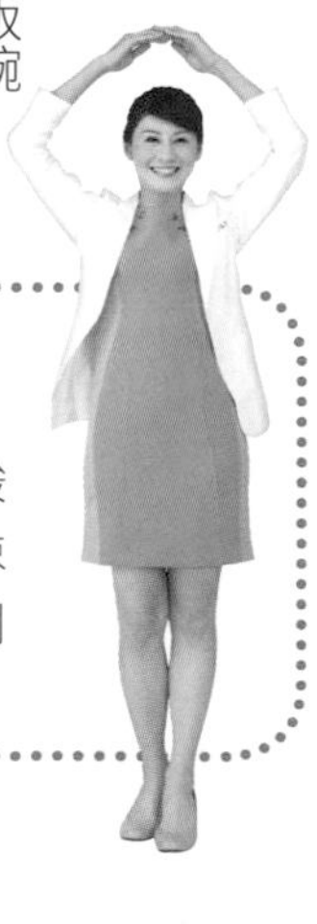

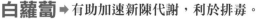

瘦用小秘訣

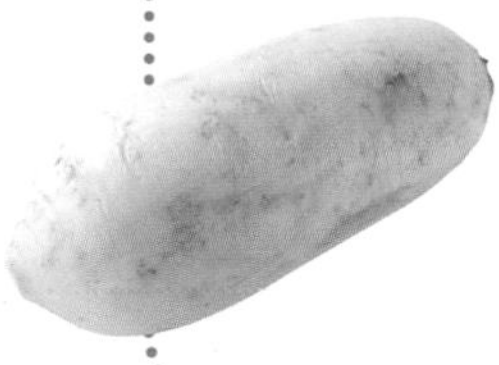

白蘿蔔➡有助加速新陳代謝，利於排毒。

白蘿蔔是屬於鈣質含量高且草酸含量低的食物，沒有草酸干擾，鈣質吸收率就大增，而且富含「胡蘿蔔素」，辛辣成分能刺激血液循環，加速新陳代謝。解毒、排毒、利尿，改善便秘！

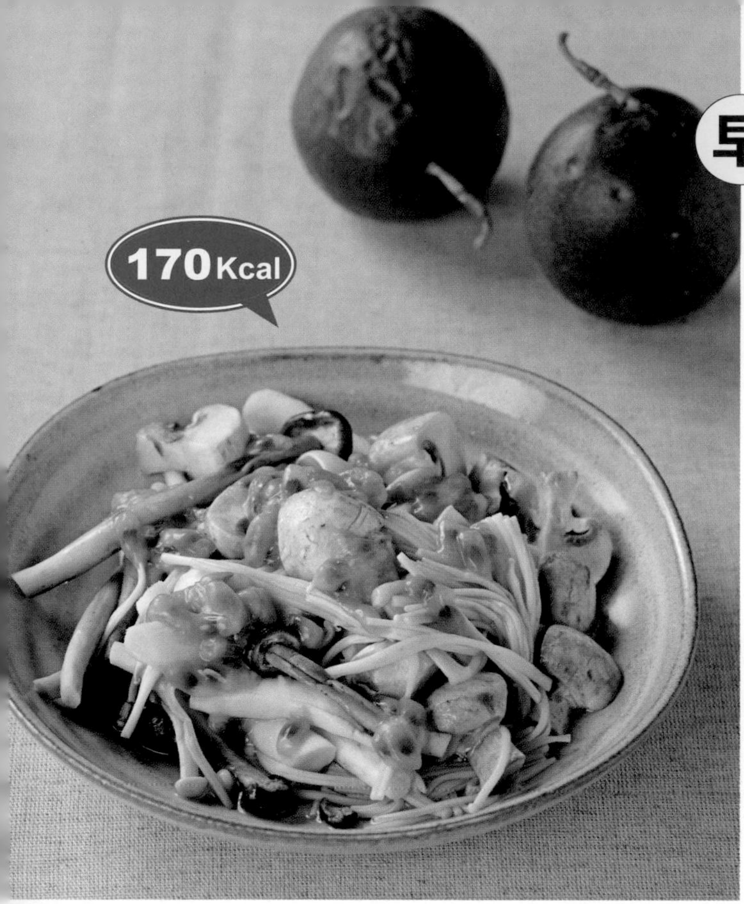

170 Kcal

早

菜單組合 Set 24

菇菇百香沙拉

菇類常常被減重班的同學稱為懶人減重蔬菜，不但購買容易，清洗與烹調也非常方便，稍微汆燙一下再搭配酸酸甜甜的百香果，菇菇搖身一變就成了夏日輕斷食的最佳選擇。

【材料】

- 杏鮑菇、海鮮菇、鴻喜菇、金針菇、鮮香菇共1.5飯碗
- 百香果1／2碗
- 香油1小匙
- 和風醬油1小匙
- 白醋1小匙

【作法】

1. 將杏鮑菇、海鮮菇、鴻喜菇、金針菇、鮮香菇切成適合入口的大小。
2. 起一鍋滾水，將綜合菇類都放入水中汆燙。
3. 放涼後與百香果、調味料拌勻後即可食用。

瘦用小秘訣

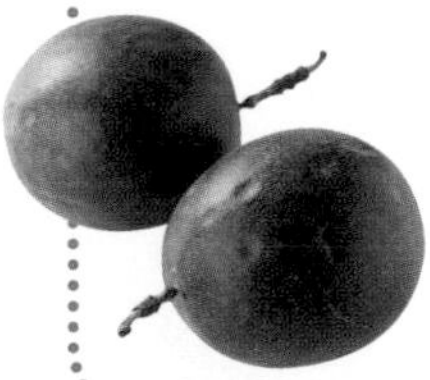

百香果➡有效降低體內脂肪。

百香果的種籽可以飽足感，幫助減少攝取多餘熱量，同時能抑制人體對脂肪的吸收。長期食用有利於改善降低體脂肪，塑造健康美麗的曲線。

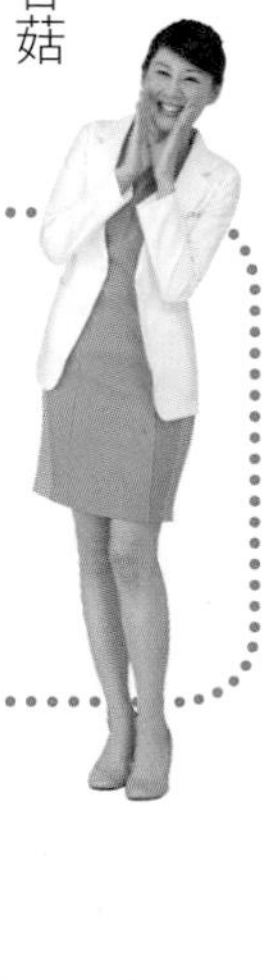

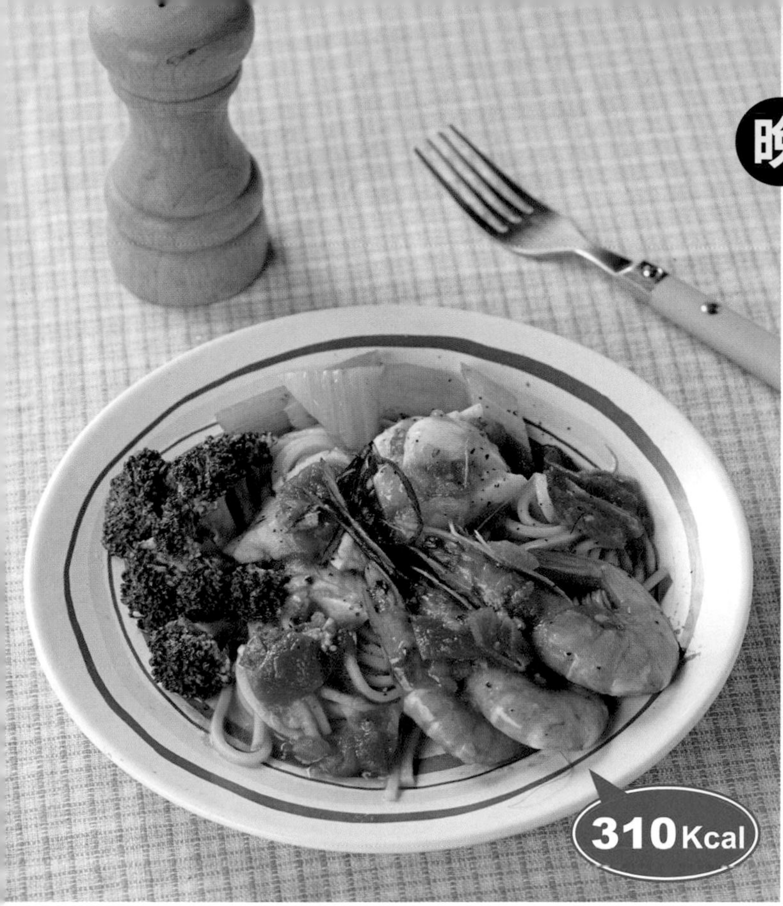

晚

茄汁海鮮麵

斷食日還能吃義大利麵？真是太幸福了！搭配抗氧化的番茄和富含蛋白質的海鮮類一起食用，健康又美味。

【材料】

- 大番茄2顆、蝦、花枝、魚共70克
- 義大利麵條50克
- 綠花椰、西洋芹共1飯碗
- 蘿勒20克
- 蒜泥1湯匙

【作法】

1. 大番茄洗淨切丁，在鍋中加入300C.C.水與鹽煮至軟爛。
2. 起一鍋滾水將義大麵煮至7分熟撈起，沖冷水備用。花椰菜洗淨汆燙、西洋芹、海鮮洗淨備用。
3. 在剛剛有番茄泥的鍋中，加入蒜泥與海鮮煮至沸騰，加入西洋芹與花椰菜翻炒至熟。
4. 最後加入羅勒葉與麵條拌勻，即可食用。

瘦用小秘訣

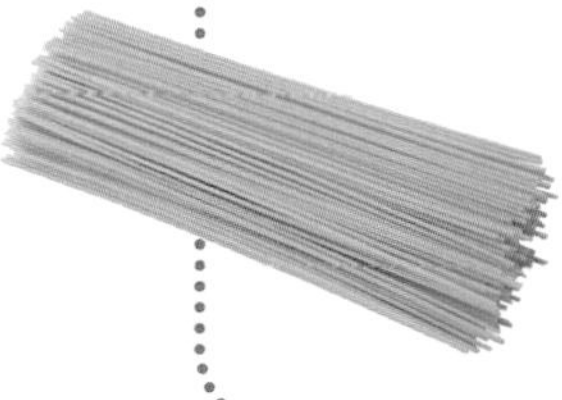

義大利麵➡優良的低GI澱粉食材。

斷食日吃的澱粉質要特別挑選「低GI」，而義大利麵在麵條類是屬於GI值較低的，減重期間可用來變換口味，相同的做法也能改成浸泡過一夜的五穀米或糙米做成番茄燉飯，不但能提供飽足感，還可以緩慢地釋放熱量，避免產生饑餓感。

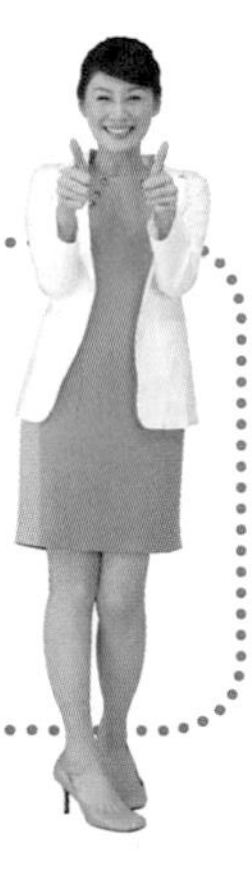

外食3低族
瘦腰平腹達陣！

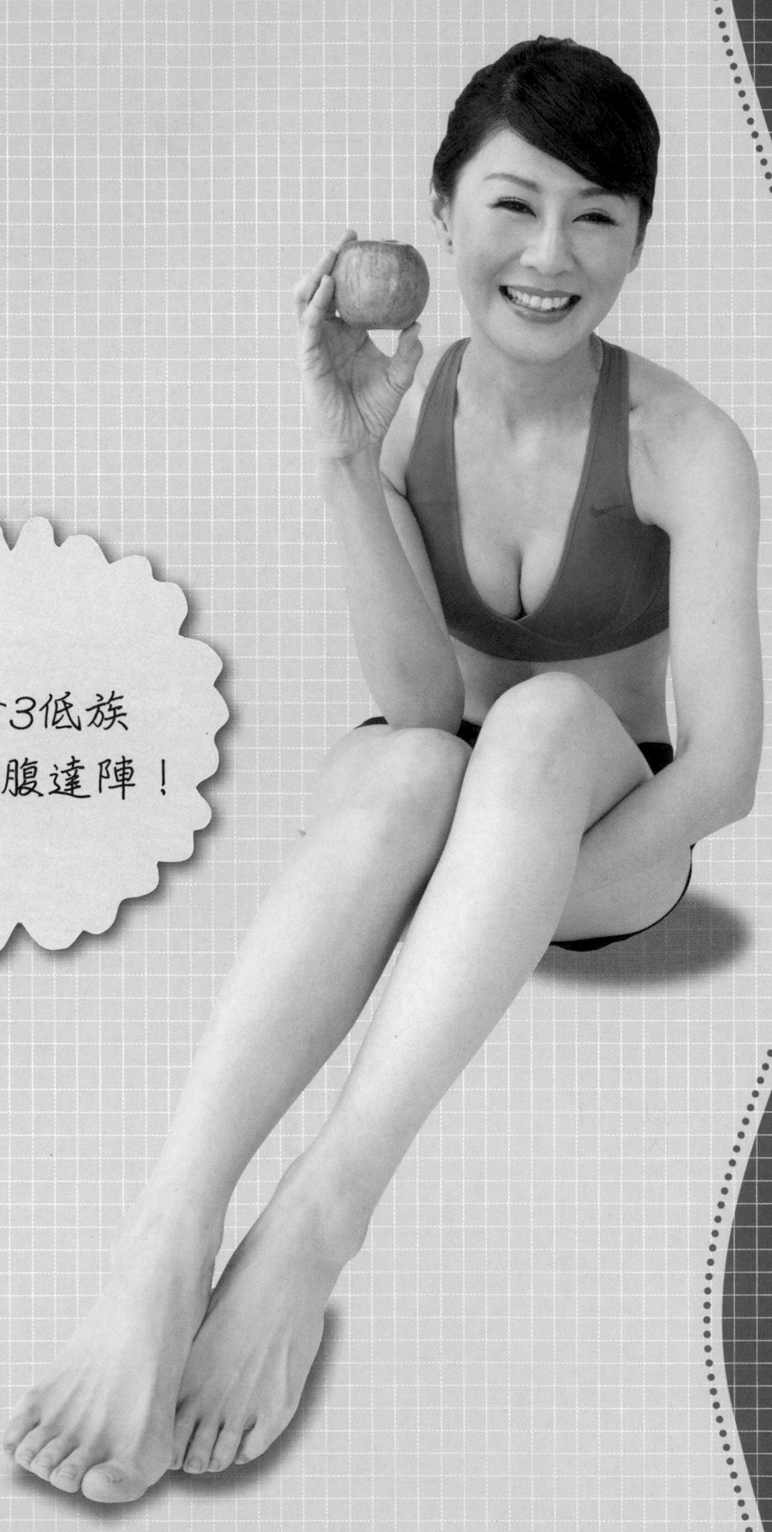

PART 4【不下廚也能瘦！】

外食族這樣吃，早餐+晚餐500卡任妳配！

超商速食、便當小吃，餐廳聚會輕鬆吃！

- 斷食日還是能聚餐！「照吃不肥」的8大技巧！
- 外食族的1天，早餐＋晚餐500卡以內聰明配！
- 外食族都想問的「輕斷食」Q&A！

外食族 輕食對策

1 斷食日還是能聚餐！「照吃不肥」的8大技巧！

我們這套輕斷食法，是以7天中「5天正常吃：2天少吃」來控制一週飲食內容，如果妳已經安排或臨時這週某天要聚餐，還是可以開心赴約，只要遵守以下原則，且隔天就斷食，讓胃腸休息。我總是提醒學員，把每天吃飯時間、各餐食物內容、熱量等記錄下來，方便檢視自己的用餐習慣，遠離難瘦的關鍵。

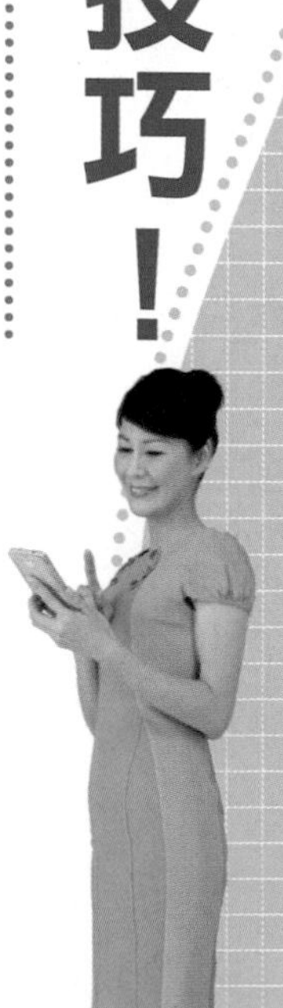

技巧1 按順序進食，先吃膨鬆、體積大、低熱量的菜和湯。

研究證實，改變進食順序：先喝湯→吃蔬菜→吃肉類→最後吃澱粉類，有助於延緩血糖上升，可避免身體吸收過多的熱量，輕鬆減肥。

技巧2 每口要咬30下，每餐吃30分鐘以上。

聚餐時，習慣邊聊邊吃，不知不覺咀嚼次數會變少，速度會變快，吃得東西就會變多。我建議吃東西時，每口食物至少嚼30次再吞下，且用餐時間至少30分鐘以上，才會讓大腦感到「飽」，避免不小心就吃過量。

技巧3 選擇天然、看得出原始形狀的食物，不吃加工食品。

做工繁複、失去食材原本樣貌的「功夫菜」，不僅養份已經流失，而且往往添加各種調味料。加工食品則常添加過量的鹽份、油脂，甚至化工賦形劑、色素、香料、防腐劑；吃了高鹽份食物，會容易口渴、想吃甜食或喝汽水，導致肥胖；化學加工品更會傷害你的肝腎。外食聚餐時，還是要多吃天然食物才是。

技巧4 避免勾芡菜餚、濃郁湯汁、濃稠醬汁。

即使是低卡的青菜，用勾芡料理的熱量，比沒有勾芡的熱量高出3倍。因為芶芡是屬於純澱粉，經由人體的吸收後，會讓血糖飆高。

技巧5 遠離油炸料理，去掉動物外皮。

吃到飽、桌菜、小吃中，一眼就看出的油炸物妳知道要避免；但有些炸過再滷、或路邊攤的油豆腐等，因為「變身過」很容易被忽視，要特別小心！此外在吃肉類時，要把皮去掉，至少可以減掉100卡以上熱量。

技巧6 避免重口味食物、醃漬物、甜食。

有人斷食日在外用餐，想說只吃小菜沒問題，其實醃製類小菜千萬不能碰，它們不僅熱量偏高，食材來源和保存方法也讓人擔心。此外，節日聚餐或生日派對，斷食日請不要吃甜食，等隔天正常日再適量吃！

技巧7 每餐都有要綠色蔬菜，戒掉內臟與肥肉。

外食族特別容易缺乏膳食纖維，因此，斷食日就算外出用餐，每餐都一定要有1～2份的綠色蔬菜，提供足夠膳食纖維幫助消化解便。而油脂高的內臟和肥肉，最好連正常日也少吃。

技巧8 下午茶可選擇無熱量飲料或開水。

喝下午茶時，可以點非調味粉、用天然茶葉籽煮的花草茶，或無糖咖啡，藉此多攝取水份，有助利尿消水腫。此外，用餐過後，可以邀朋友在附近散步、逛街，能幫助腸胃消化，每散步30分鐘還能消耗約75卡的熱量。

外食族
輕食對策

2 外食族的1天，早餐＋晚餐500卡以內聰明配！

在台灣想吃什麼都很容易買到，偏偏輕食料理種類貧乏，讓想減肥的外食族無所適從。事實上，不論是早餐店、豆漿店或是麵攤、自助餐甚至聚會大餐，只要透過「選材」和「份量」兩大技巧，不論到哪吃飯，都能組合出好吃的輕斷食料理。

超商早餐輕食組合

SET 1 有氧元氣餐

以茶葉蛋提供蛋白質，從水果中攝取醣類，補足一早的活力來源，就算減肥也能精神飽滿。

75卡
茶葉蛋1顆

早餐吃1顆全蛋，就能補足1天的蛋白質；此外，它的消化時間長，有助耐餓到晚餐。

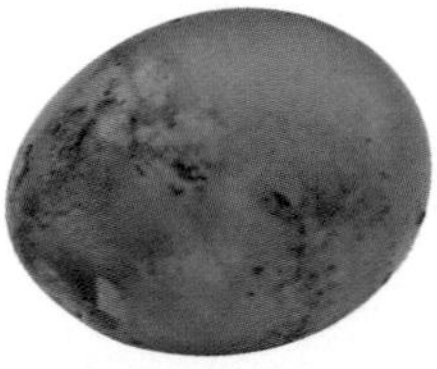

＋

54卡
關東煮高麗菜捲1捲

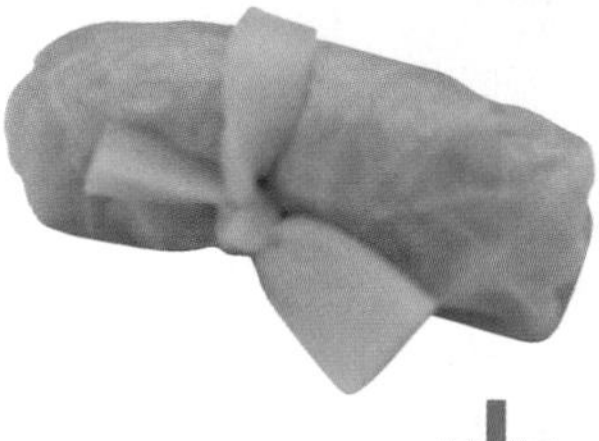

高麗菜捲由葉菜包覆著肉餡，口感清甜不油膩，在這份套餐中扮演「美味」的角色。

＋

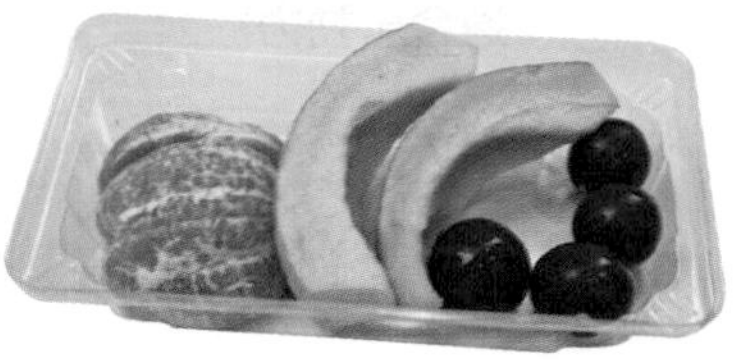

96卡
三色水果1盒

超商中的三色水果最常以芭樂、小番茄和其它水果搭配，大部分都屬於低GI的種類。

＝225卡

SET 2
高纖活力餐

這份套餐適合有便秘困擾的人吃，
因為含有豐富的膳食纖維，
能有效幫助解便。

63卡

和風海藻沙拉1盒
（油醋醬）

特別選擇海藻沙拉的主因是，海藻內含「海藻酸鈉」，適量攝取可有效抑制腸道吸收脂肪。

98卡

關東煮3樣
（白玉蘿蔔、埔里鮮香菇、日式昆布捲）

這3樣食材，我通稱為「清腸3寶」主要是它們都含有豐富的纖維質，有助一早清腸解便的功效。

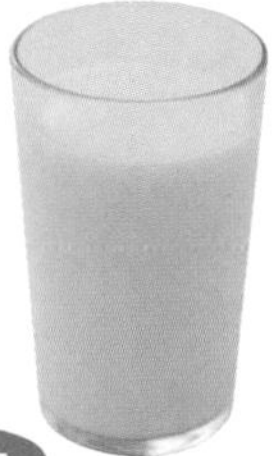

＋

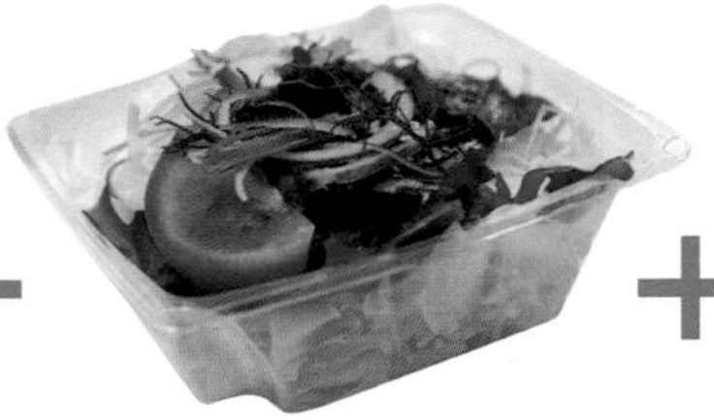

＋

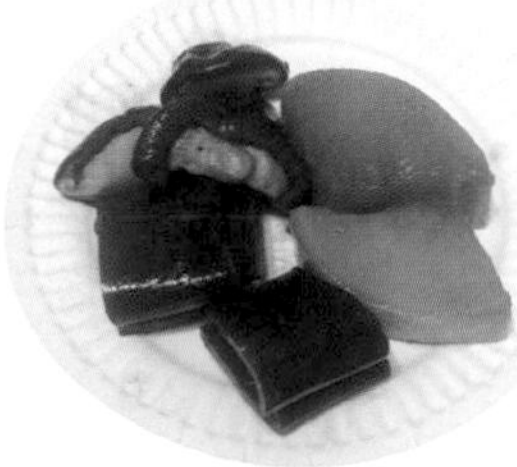

74卡

無糖高纖豆漿半瓶240C.C.

豆漿可提供優質蛋白質的來源。不論季節如何，我都建議微波溫熱飲用。

＝235卡

67卡

鮮果雙拼1盒

因為已經吃了飯糰，就選擇高纖維的水果幫忙代謝。盡量選擇低GI的水果組合。

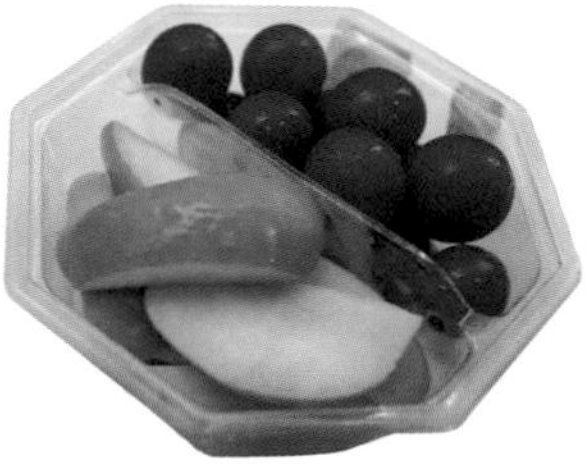

SET 3
輕盈窈窕餐

這個組合選擇御飯糰搭配水果，
相當有飽足感，
適合勞動力較大的人食用。

＋

186卡

桃木燻雞御飯糰1個

1個御飯糰的熱量界於180～250卡之間，請盡量不要選擇肉鬆、龍蝦沙拉等熱量比較高，卻也沒實質營養。

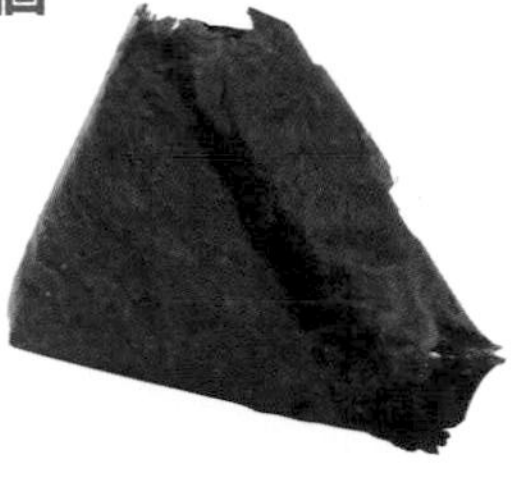

＝253卡

SET 1 吐司夾蛋套餐

在連鎖早餐店最健康的首選就是「吐司夾蛋」，油脂、熱量相對低。但千萬別想加一片火腿，那會破壞妳的斷食日。

0卡

無糖熱紅茶1杯

早上來杯紅茶，可有助提神醒腦；此外，搭配吐司夾蛋一起食用，可以去油解膩。

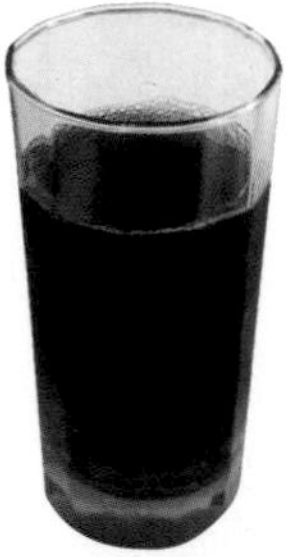

＋

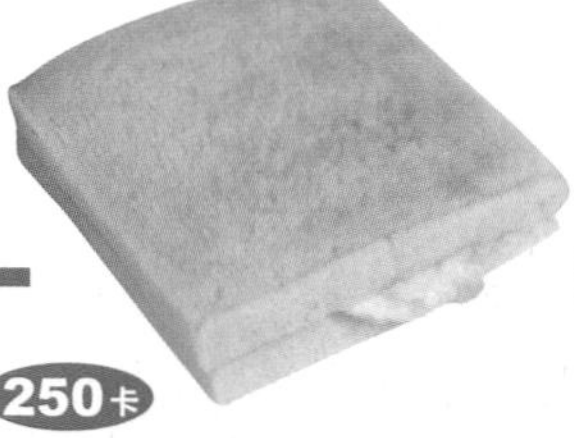

＝250卡

250卡

吐司切邊夾蛋1份

吐司切邊可以少掉200卡；此外，要特別提醒老闆，煎蛋要少油，不要塗上美乃滋等油脂醬料。

SET 2 蘿蔔糕套餐

蘿蔔糕是再來米做的，「抗性澱粉」比例高，事實上減肥的人可以吃，但我仍建議把蘿蔔糕放涼或是少油煎，有助於減少熱量的吸收。

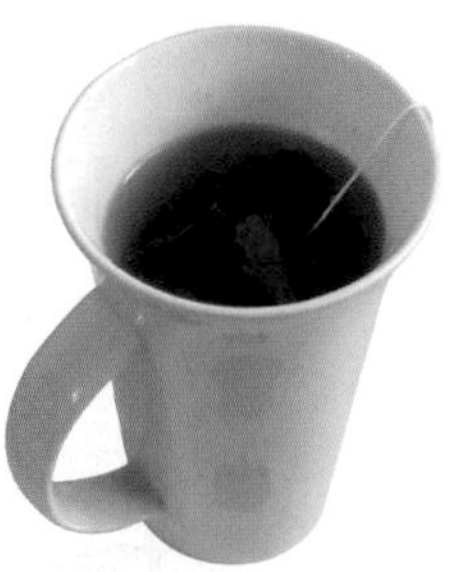

0卡

熱無糖伯爵茶1杯

搭配油煎的主食，就得選擇伯爵茶、綠茶等無糖茶飲去油解膩。

＋

230卡＝

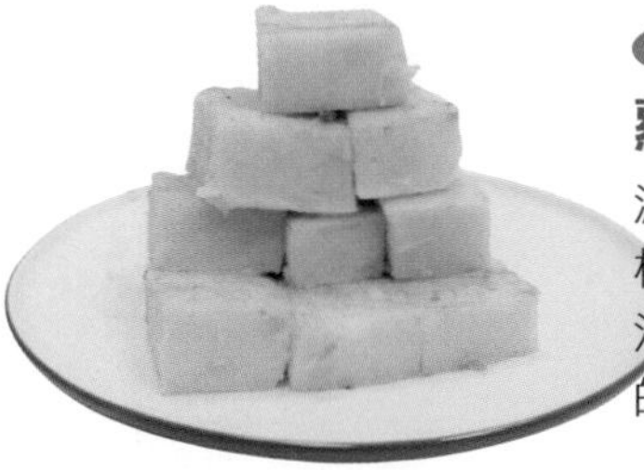

230卡

蘿蔔糕2塊

減肥時，蘿蔔糕也能照樣吃，但請店家不要用油或用較少的油來煎妳的食物。

SET 3
鮪魚吐司套餐

有的早餐店會將鮪魚和美乃滋拌在一起，這樣會使熱量失控，因此，要選擇只放水煮鮪魚的店家購買。

235卡

鮪魚吐司夾生菜1/2份

鮪魚吐司裡放一些生菜，補充纖維質，同時增加咀嚼的次數，幫助訓練細嚼慢嚥。

0卡

無糖熱綠茶1杯

綠茶中含有「茶多酚」能有效調節血脂、幫助降低體脂肪形成。

235卡 = 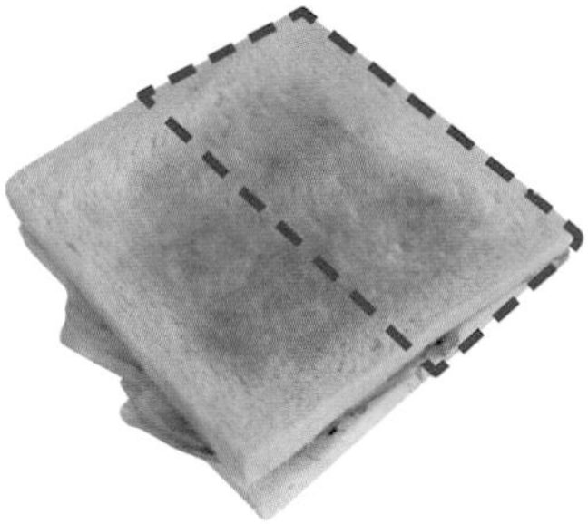 **+** 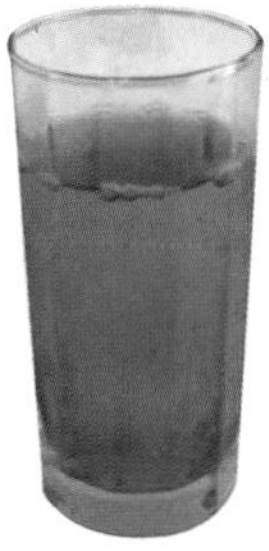

SET 4
番茄蛋堡套餐

速食店的早餐也能變成輕斷食餐，只要控制好份量，就不用擔心吃進過多熱量了。

170卡

番茄蛋堡1/2份

因市售的番茄蛋堡如果有加起司片，請在吃之前先拿起來，如此熱量可以再少1/3。

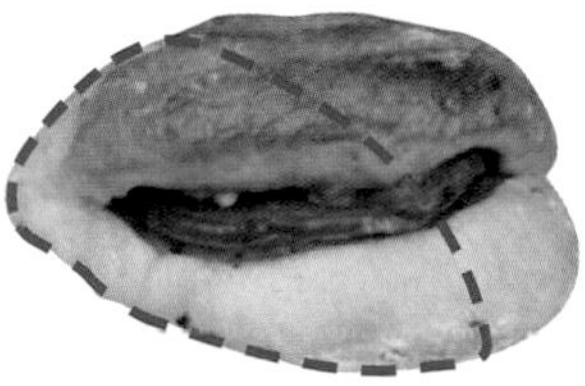 **+** 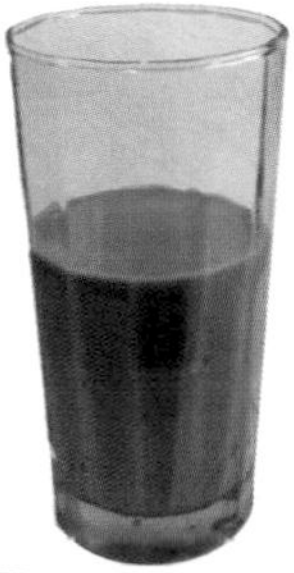 **= 235卡**

65卡

熱鮮奶茶240C.C.1杯

斷食日也可以喝奶茶，只要選無糖紅茶搭配鮮奶，一樣美味又低熱量。

中式早餐輕食組合

SET 1 饅頭夾蛋套餐

中式早餐店多是澱粉類，或油條、燒餅等高熱量的食物，若斷食日要吃，選擇饅頭夾蛋是最健康的。

100卡
無糖豆漿 240C.C.1杯

比起米漿，喝豆漿能補充體內蛋白質，此外熱量與油脂都比較低。

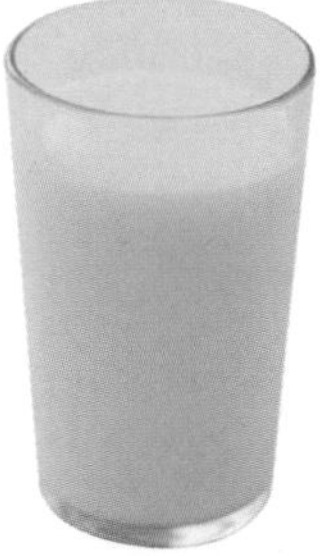

＋

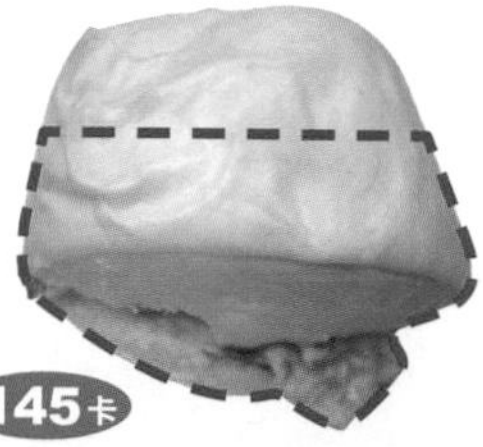

145卡
饅頭夾蛋 1/2份

饅頭可以選擇五穀或是白饅頭，不要挑黑糖、鮮奶等口味；此外，煎蛋要提醒老闆油量減少點。

＝ **245卡**

SET 2 蔬菜蛋餅套餐

市面的蔬菜蛋餅大多都放高麗菜絲，讓滋味清甜爽口。假若可以也請熟識的店家偶爾更換深色蔬菜，對身體幫助更大。

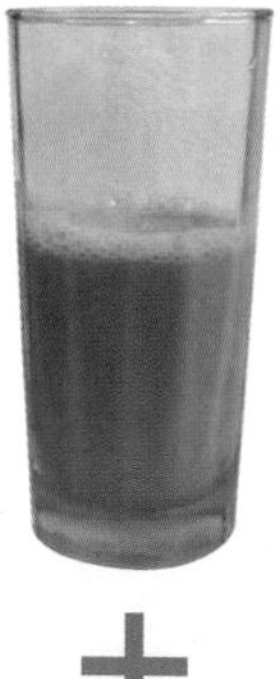

85卡
無糖黑豆漿 240C.C.1杯

黑豆的營養價值又比黃豆高一些，因此，如果早餐店有賣黑豆漿，可以隨時和白豆漿替換。

＋

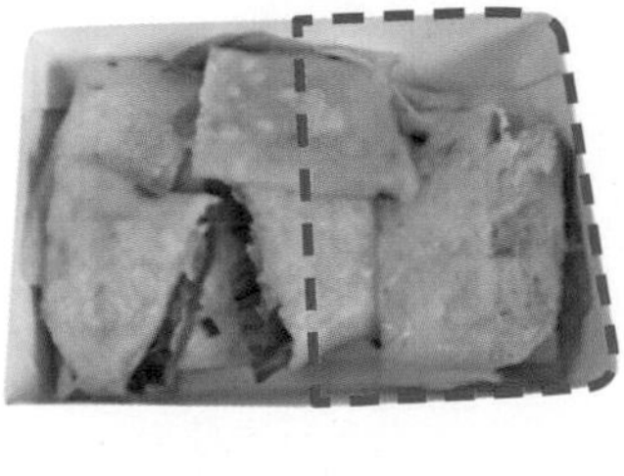

145卡
蔬菜蛋餅 1/2份

買蛋餅時，除了提醒店家少油烹調外，起鍋後也不要加醬。

230卡 ＝

SET 3
菜包套餐

斷食日，要吃菜包取代肉包，以免吃進過多的「隱藏油脂」，尤其一個肉包熱量高達280卡，硬是比菜包高出30%的熱量。

0卡
無糖熱紅茶1杯
熱紅茶有助去油解膩，如果想變換口味，可以加一片檸檬幫助消化。

240卡
菜包1個
菜包口味眾多，我建議吃素的菜包，以免店家用豬油調味，一不小心吃進太多油脂。

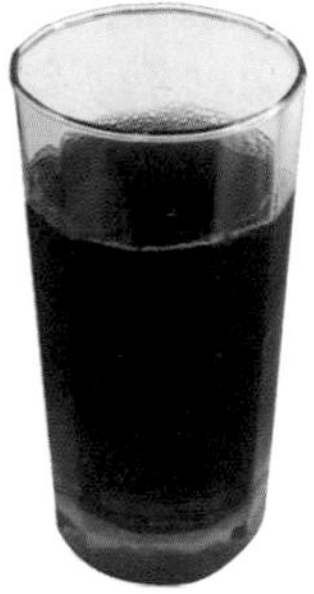
＋
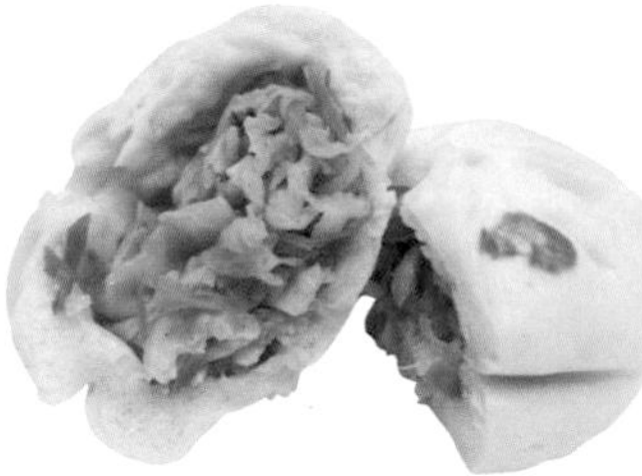
＝240卡

SET 4
銀絲卷套餐

銀絲卷配奶茶的組合，應該是減肥人想都不敢想吧！其實適量攝取碳水化合物和奶類對減重是有幫助，前提是不要有過多的調味烹煮。

65卡
熱鮮奶茶240C.C.1杯
不論是斷食日和平常日，想喝奶茶一定要用鮮奶調配，以免吃進高熱量的奶油球。

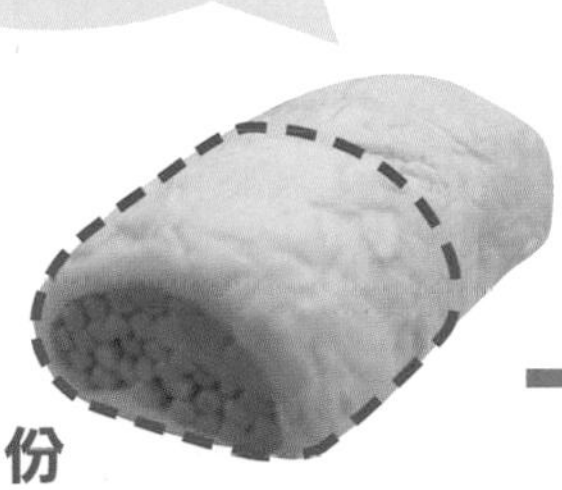
＋
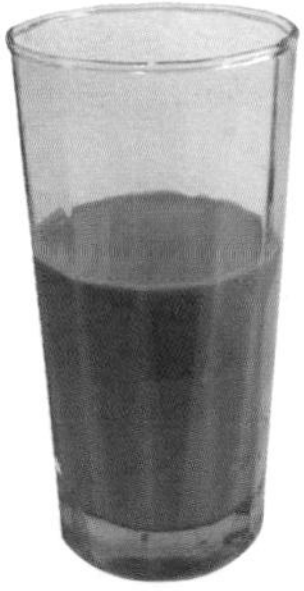
＝248卡

183卡
銀絲卷1/2份
銀絲卷有各式的料理方式，有炸的、有淋煉乳的。但要減肥最好還是少碰，吃原味就好！

SET 1
陽春麵套餐

在外吃湯麵，其實熱量最高的就是湯了，裡面暗藏高油、高鹽，喝一口湯可能就會累積脂肪，因此最好吃麵不喝湯，就會容易瘦。

134卡
陽春麵 1/2 碗
（湯不喝）

一碗陽春麵通常會包含青菜、肉燥和麵，可以把碗裡的青菜吃掉，麵只要吃一半就好。

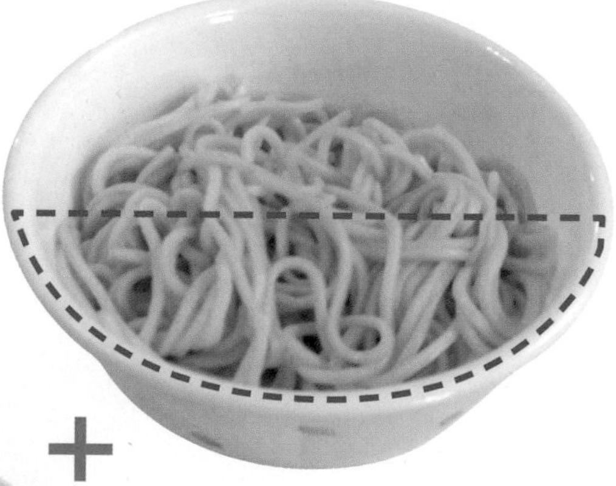

+

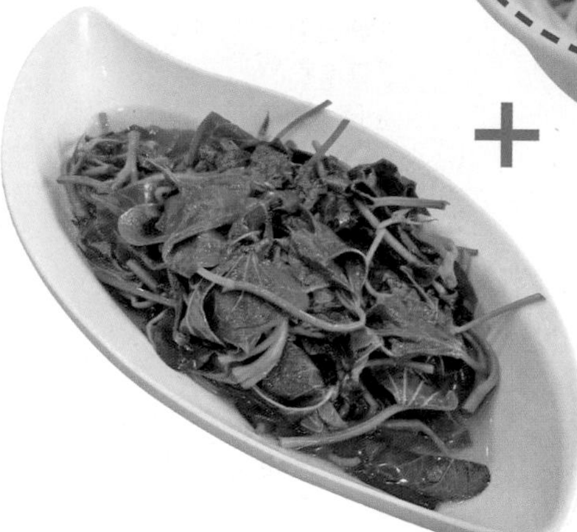

46卡
燙深綠色青菜 1 份
（不加肉燥）

燙青菜除了不能加肉燥外，也盡量選深綠色蔬菜，例如：青江菜、菠菜等，以均衡體內營養素。

+

70卡
滷蛋 1 顆

滷蛋是為了補充蛋白質，幫助增加肌肉，提高新陳代謝。

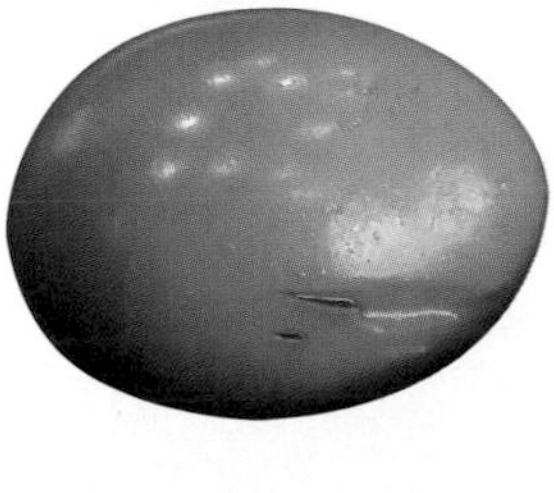

= 250卡

SET 2
米粉湯套餐

小吃攤賣的米粉湯，大多都使用大量的油蔥調味，因此要吃米粉湯時，最好選擇湯頭清澈的購買。

147卡
米粉湯 1/2 碗
（湯不喝）

米粉湯本身熱量不高，但油蔥是致肥關鍵，最好提醒老闆不要加進去。

48卡
海帶 6 塊

海帶中含有的「海藻酸」有助抑制腸胃對脂肪的吸收。我認為是麵攤最健康的菜色之一。

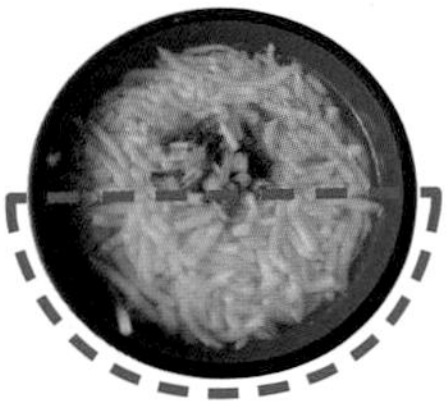 + 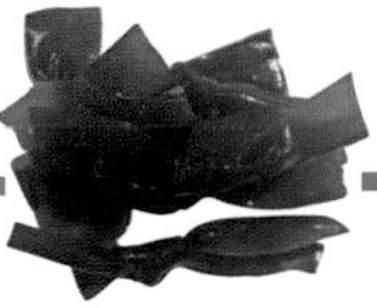 + 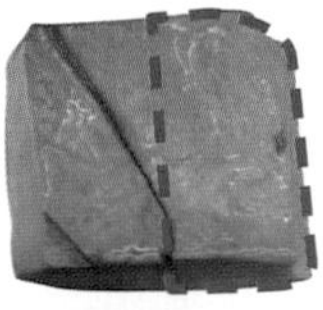 = **245卡**

50卡
滷豆腐 1/2 塊

到麵攤最大的樂趣就是吃小菜，特別是「油豆腐」幾乎每桌都有，斷食日請把油豆腐改為滷豆腐來降低熱量。

SET 3
牛肉麵套餐

牛肉麵是台灣經典麵食，而牛肉脂肪低，蛋白質含量較高，很適合在減肥時食用。

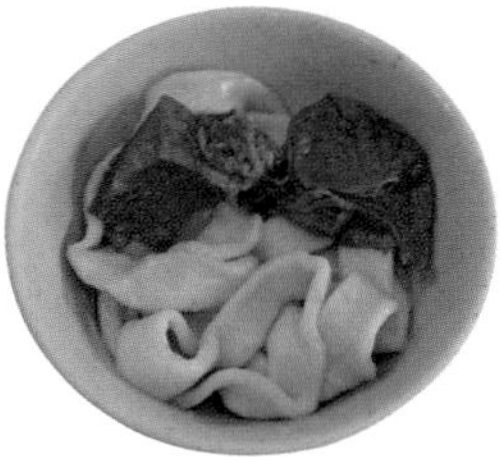

200卡
牛肉麵 1/2 碗
（湯不喝、肉吃 2 塊）

吃牛肉麵不要喝湯，最好也不要加辣，通常店家都是加辣油，會吃進更多油。

＋

250卡 = 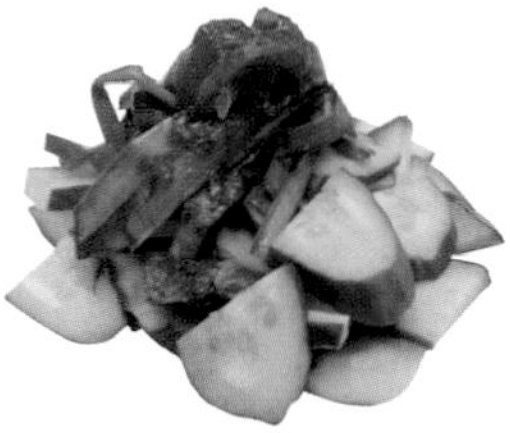

50卡
涼拌小黃瓜 1 盤

小黃瓜以蔥薑蒜、辣椒拌勻，帶有辣味可刺激新陳代謝，且有利尿功能，能消除水腫。

自助便當晚餐輕食組合

SET 1 清蒸魚便當

外食族最常吃的就是便當，不如將高熱量的雞腿、排骨便當換成清蒸魚，不僅能吃飽又可以降低熱量。

75卡

清蒸魚 1 份

魚肉熱量是比較低的，在外面買的清蒸魚其實都有淋上熱油，購買時最好選擇湯汁較少的那一塊。

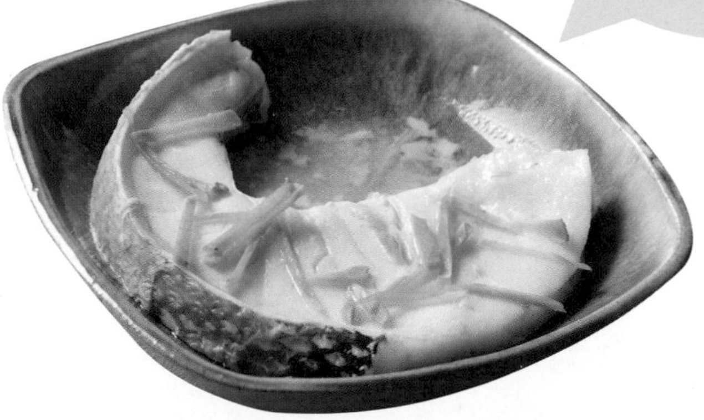

＋

120卡

糙米飯 1/3 碗

糙米飯保留穀物的營養，而且有豐富的蛋白質，能幫助身體燃燒脂肪。

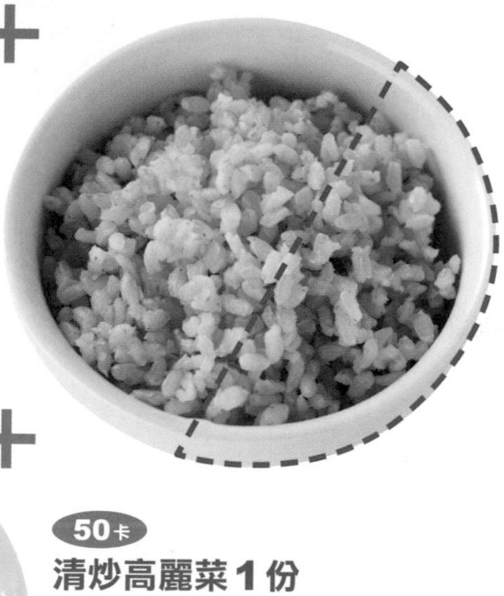

＋

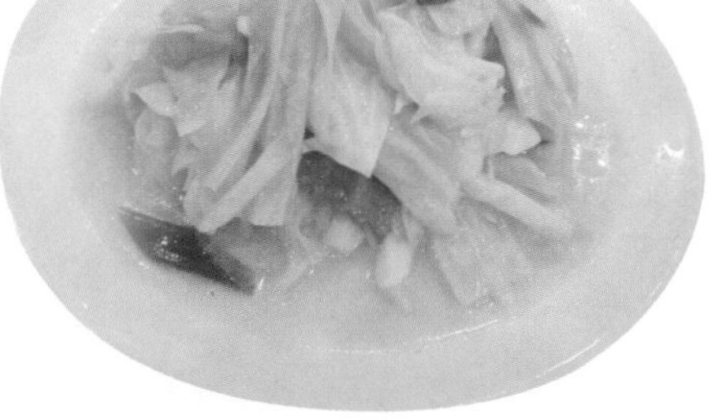

50卡

清炒高麗菜 1 份

高麗菜具有豐富的膳食纖維，且需要咀嚼比較久，能促進腸胃道消化。

＝ 245卡

SET 2
螞蟻上樹便當

「螞蟻上樹」是肉末炒冬粉，搭配瘦肉和燙花椰菜，能均衡營養和熱量。

75卡
瘦肉片 1 份

便當店都會有的瘦肉，要特別挑選瘦肉多的那一片，不要摻雜到肥肉且不要沾醬。

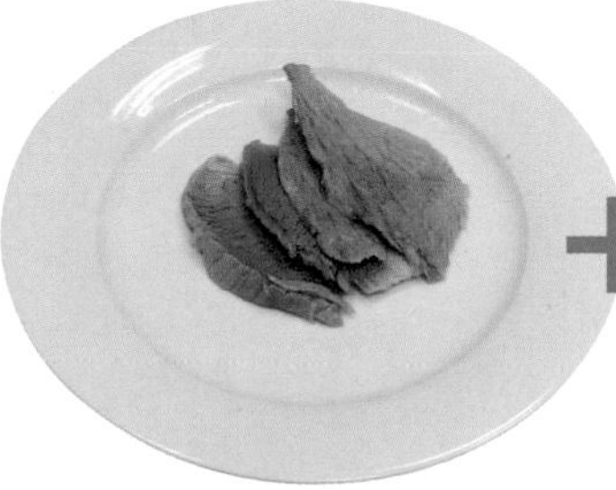
＋

＋
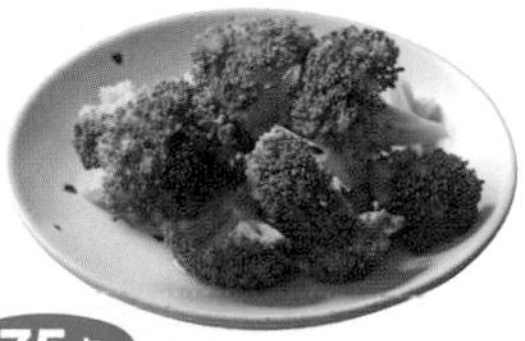

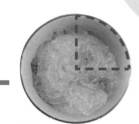

95卡
螞蟻上樹 1/4 碗

「螞蟻上樹」的熱量偏高，因此夾菜時請盡量夾比較上面的，油脂含量會比較少。

75卡
清炒綠花椰菜 1 份

綠花椰含有維他命、礦物質、膳食纖維，不僅能減肥，同時有預防癌症的功效。

245卡 ＝

SET 3
烤棒棒腿便當

3隻棒棒腿的熱量等於1隻三節翅，可見棒棒腿的熱量比較低，適合在斷食日的時候吃，此外多攝取膳食纖維幫助脂肪分解。

75卡
清炒菠菜 1 份

菠菜能促進人體新陳代謝，增強脂肪的燃燒速率，我建議可以先吃菠菜再吃飯，有助消化耐餓。

70卡
五穀飯 1/4 碗

五穀飯有豐富的維生素B群，可以幫助恢復疲勞，同時對於減肥、降血壓都有益處。

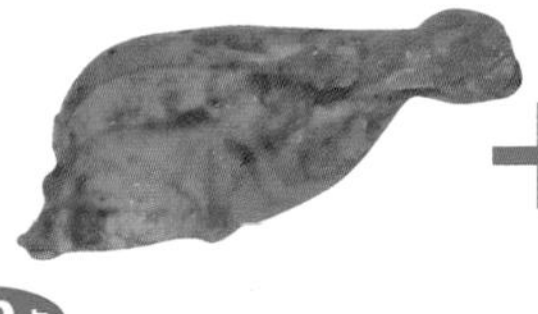
＋
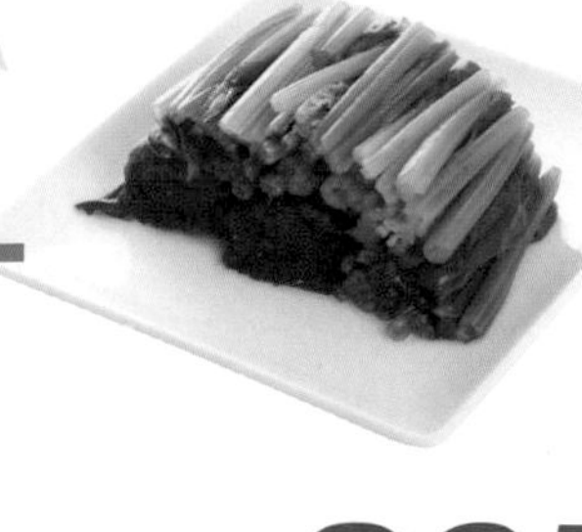
＋
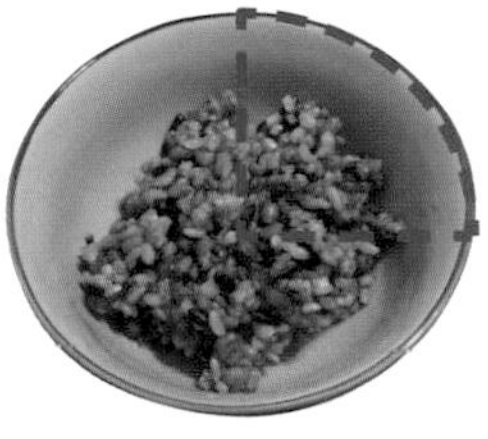

120卡
烤棒棒腿 1 隻（去皮）

便當店裡的烤棒棒腿，大多都有先滷再烤，因此盡量挑選附著醬汁較少的。

＝ 265卡

SET 1
牡蠣海鮮鍋

大部分的女生都愛吃火鍋，而且火鍋是最好控制熱量的外食選擇。喜歡吃海鮮鍋的人可以換點牡蠣，有助減肥不縮胸。

140卡
烏龍麵 1/2 碗

烏龍麵的澱粉含量高，我建議如果這一餐已經吃了烏龍麵，下一餐最好改吃五穀根莖類平衡一下。

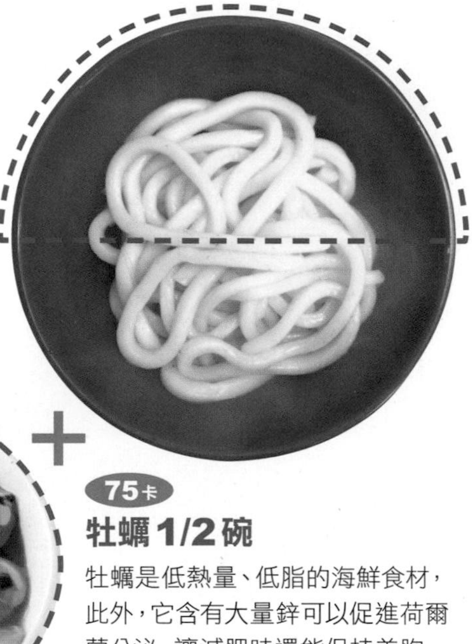

+

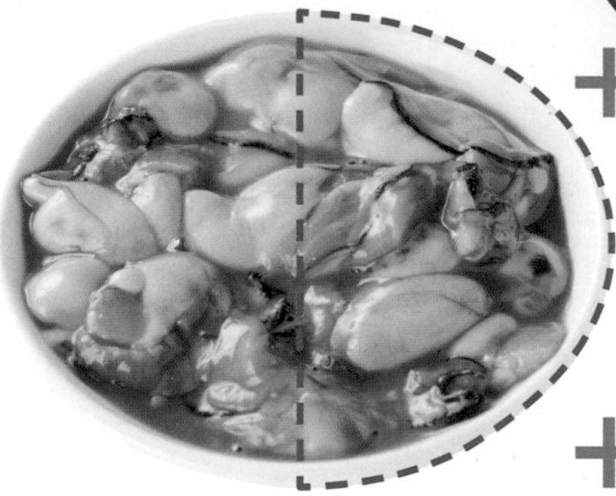

75卡
牡蠣 1/2 碗

牡蠣是低熱量、低脂的海鮮食材，此外，它含有大量鋅可以促進荷爾蒙分泌，讓減肥時還能保持美胸。

+

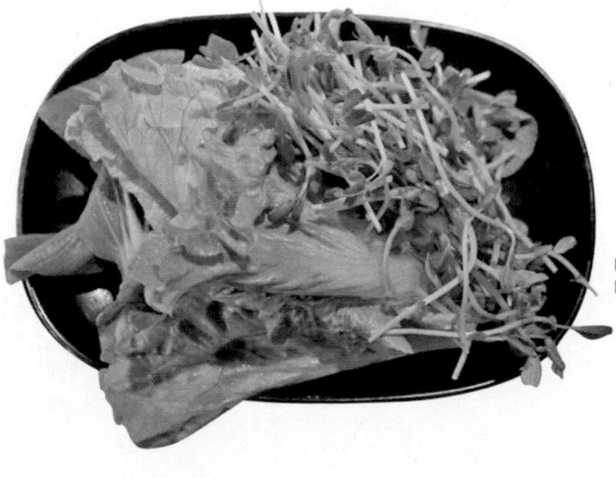

60卡
各式蔬菜 2 碗

火鍋店裡的青菜，最好選擇深綠色；此外，南瓜、芋頭等是根莖類屬於澱粉類，不能再點。

= 275卡

SET 2
豬肉鍋

火鍋店裡的肉品種類繁多，我建議選擇低脂豬肉或低脂牛肉片，且在下去涮之前，先把油花挑掉。

60卡
各式蔬菜2碗
選擇瘦肉鍋，同時也可以搭配綠色蔬菜2碗，或是1碗蔬菜、1碗菇類增加纖維質。

90卡
瘦肉片5片
不管妳挑選哪一種肉類，但千萬不能選培根，因為培根一片就有86卡，足足比瘦肉多40卡左右。

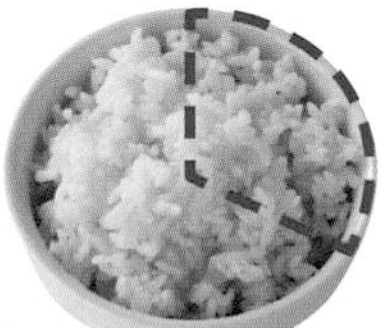
＋
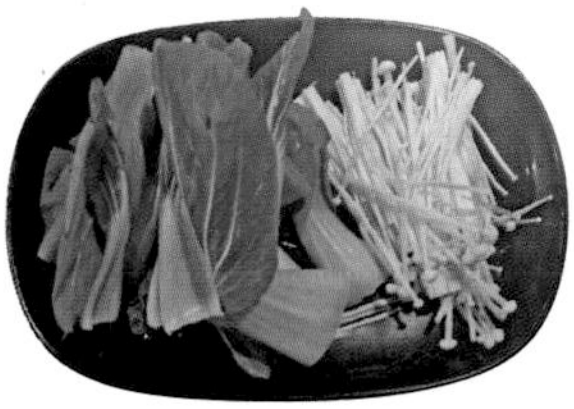
＋
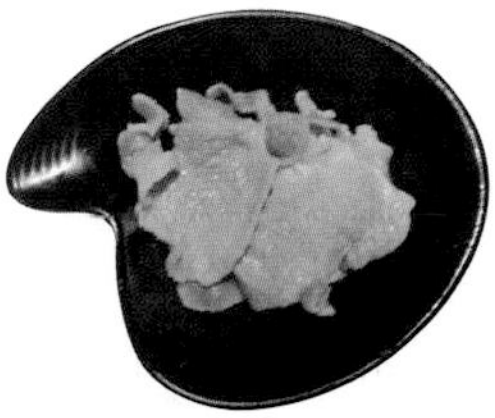

100卡
白飯1/3碗
火鍋店裡較沒有糙米飯或是五穀飯的選項，所以選擇白飯時，請記得不要再淋上湯汁或肉汁。

＝ **250卡**

SET 3
魚片鍋

魚片鍋是鍋類熱量普遍較低的，如果覺得口味太淡，可以沾蔥末、薑末和辣椒等辛香料提升口感。

110卡
芋頭半碗
如果吃了芋頭就不能吃白飯，其他像是南瓜、地瓜等五穀根莖類食材都可以取代白飯。

75卡
綜合魚片6片
鯛魚的肉質鮮嫩、脂肪含量低，是很好的肉類來源。

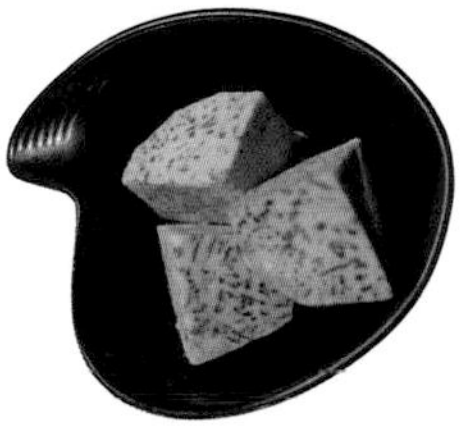
＋
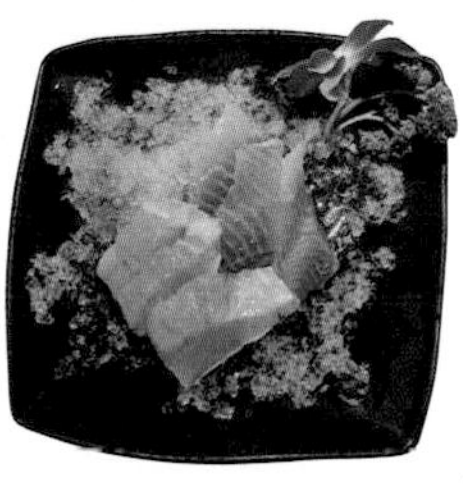
＋
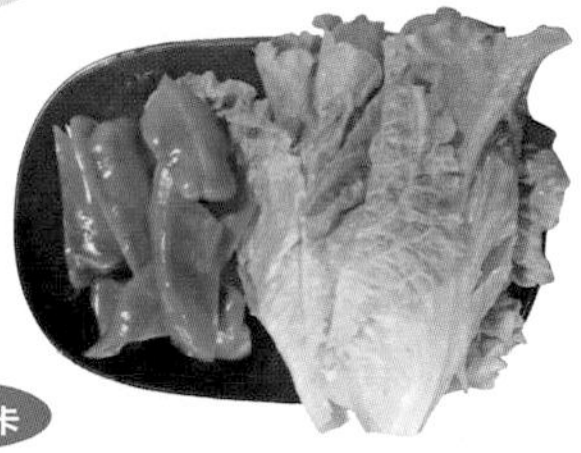

60卡
各式蔬菜2碗
同樣要點2樣蔬菜是最好的，可以1碗是葉菜類，1碗改成紅蘿蔔或甜椒類。

245卡 ＝

日式晚餐輕食組合

SET 1
豆皮壽司餐

大多日式料理的烹調過程簡單，可以吃的東西就比較多。如果選擇豆皮壽司就得搭配蔬菜，均衡飲食。

75卡

茶碗蒸半個

茶碗蒸主要食材是雞蛋，且用蒸的方式可以留住營養，也不會油脂問題。

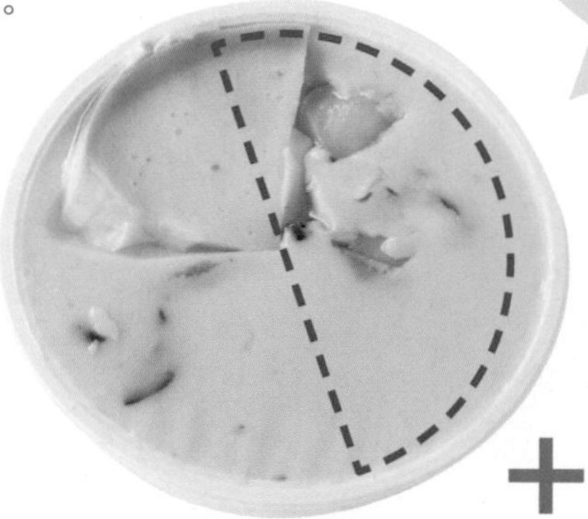

＋

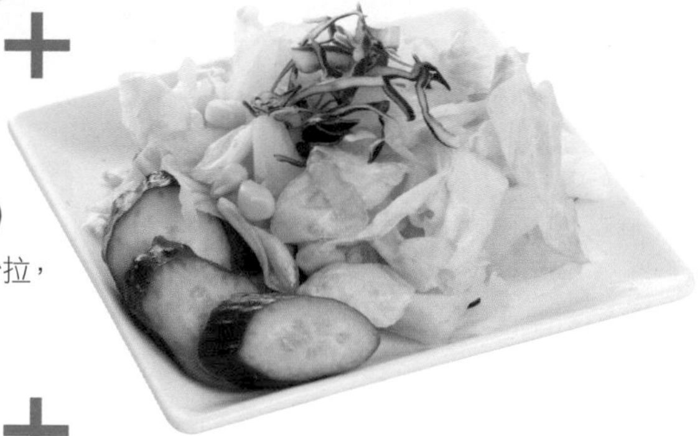

75卡

鮮蔬沙拉1份（和風醬）

日式餐廳中常見的就是和風沙拉，搭配壽司一起吃，爽口解膩。

＋

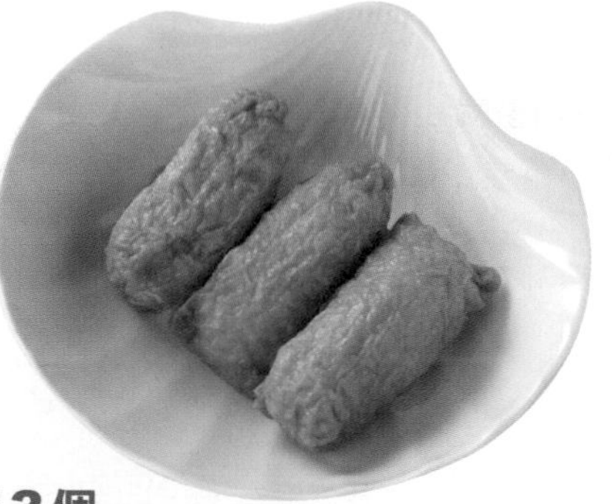

95卡

豆皮壽司3個

豆皮壽司的熱量來自於豆皮，所以如果想得更健康一點，可以把豆皮減量。

＝245卡

SET 2
章魚握壽司餐

握壽司是日式料理店必點的食材，如果不敢吃生鮮類的人，則可以改吃2個花壽司。

30卡
蘆筍手捲1個
日式料理店通常在製做手卷時，會加一點美奶滋，記得要提醒店家不要加美奶滋，以免吃錯。

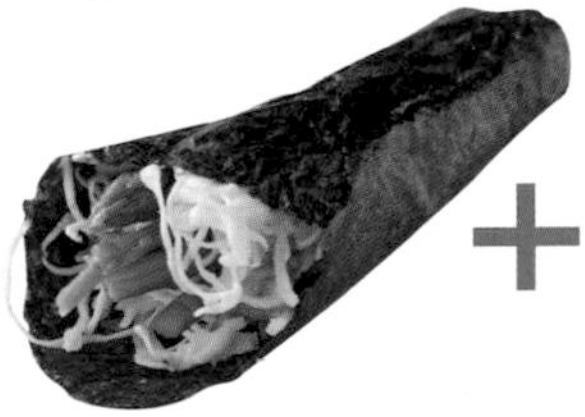

＋

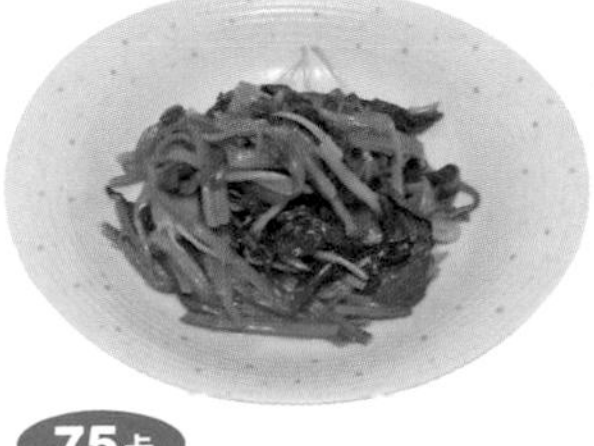

＋

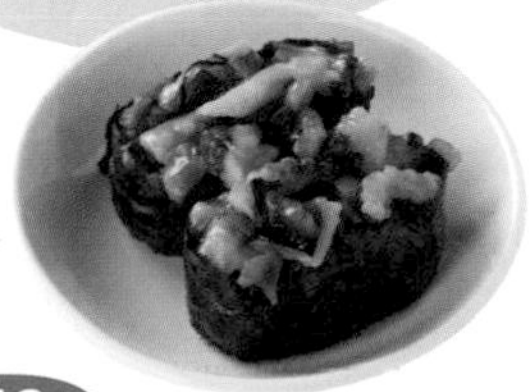

75卡
清炒野菜1份
同樣選擇深綠色蔬菜、深紅色或是茄子等蔬菜，增加體內的抗氧化素。

110卡
章魚握壽司2個
章魚拌哇沙米放在米飯上，屬於比較重口味的握壽司，非常適合剛開始斷食的人吃。

215卡＝

SET 3
生魚片套餐

斷食日吃生魚片的技巧，是要挑選油脂少、熱量低的魚類，例如鮭魚、鮪魚肚肉脂肪含量高，就得少吃一點；鯛魚、旗魚等熱量就比較低，就可以多吃一點。

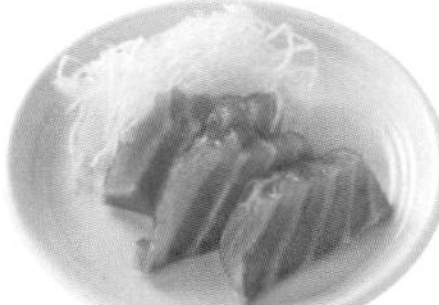

55卡
生魚片3片
鮭魚的蛋白質是豬肉的2倍，且非常容易被人體吸收利用，是很好的優質蛋白質來源。

＋

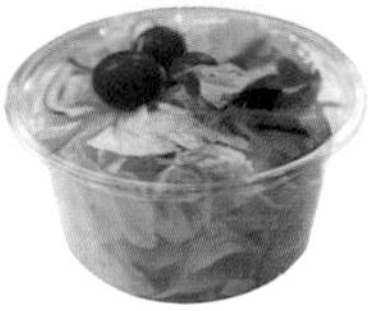

75卡
野菜沙拉1份
（和風醬）

吃野菜沙拉目的是要均衡營養，增加纖維質攝取。

＋

120卡
生魚片握壽司2個
鮭魚握壽司因油脂量多、熱量較高，只能吃2個；如果換成鯛魚握壽司就可以吃3個。

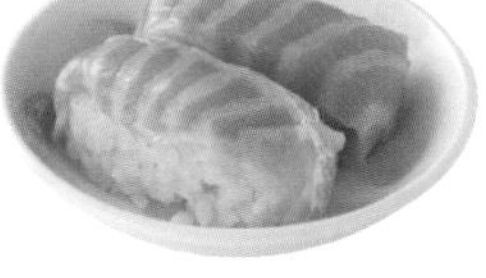

＝250卡

3 外食族都想問的「輕斷食」Q&A！

據統計，超過330萬的國人都是外食族，外面的料理大多又鹹、又油，因此要真正執行「輕斷食」通常會感覺到很困難而放棄。千萬別灰心，以下就我和學員們在減肥時遇到的困惑，一一整裡說明。

Q1 同事在團購零食，我能一起加入偶爾吃嗎？

A 最好不要！無論是否在減肥，戒掉零食對妳的健康只有好處沒有壞處。斷食最主要的目的是希望能清腸瘦身，但高脂肪、高熱量的洋芋片、巧克力一下肚，不但毀了斷食日的計畫，還要無止盡的陷入被豬附身瘦不下來的命運，值得嗎？如果真的嘴饞很想吃，**我建議吃一小把堅果，或是一小包蘇打餅乾，搭配熱的無糖的花草茶。**

Q2 斷食日在外面聚餐時，可以喝酒嗎？

A 仔細觀察一下喜歡喝酒的人，身材大多胖胖的，或是四肢瘦但是肚子大。這是因為酒只會帶給身體熱量，**1杯330C.C.的啤酒就含有115大卡，接近半碗白飯的熱量**，但是喝酒只會喝一杯嗎?除了一杯接一杯之外，還要搭配下酒菜，下酒菜通常又油又鹹，感覺自己好像沒有多吃什麼，卻不知不覺的累積大量脂肪。

Q3 沒有準備便當時，可以吃代餐包取代每日500卡嗎？

A 一般的純代餐包熱量界於100～200卡之間，在斷食日可以取代一餐食用，問題並不大。但我仍建議應該從平常飲食中改變，並養成少油、少鹽、少糖的飲食習慣，才是減肥成功並維持身材的長久之計。

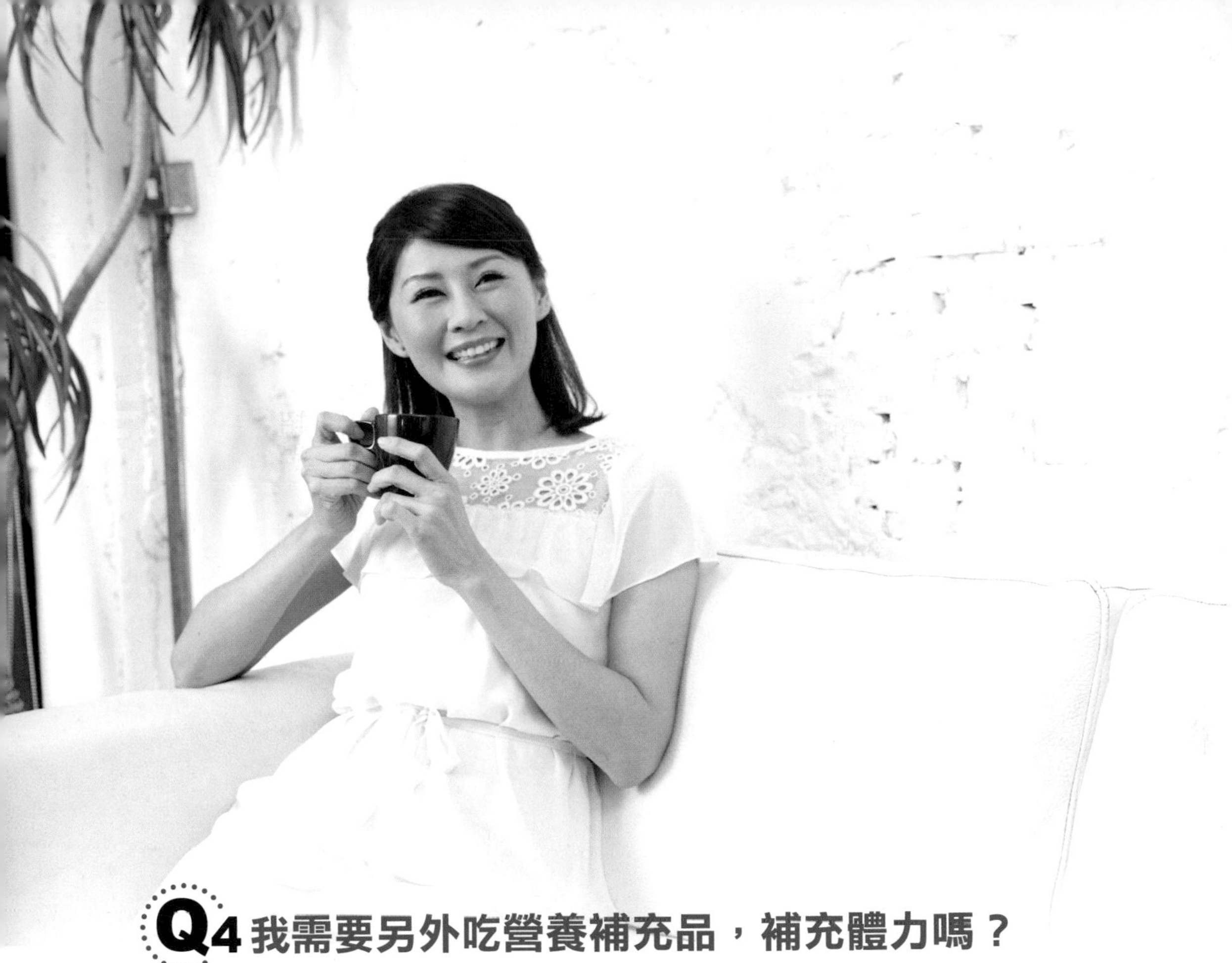

Q4 我需要另外吃營養補充品，補充體力嗎？

A 500卡輕斷食並不會讓營養失衡，或營養不良。雖然總攝取的熱量低，但我一直強調**「蛋白質」**、**「碳水化合物」**、**「脂肪」3大營養素均衡攝取**，就能應付身體需要的維他命和礦物質。再者，別只想到妳少吃的這兩天，過去這麼多年來，您已經多吃了很多食物，別再認為少吃一些會營養不良囉!

Q5 書裡面的外食建議，早、晚餐可以互相對調嗎？

A 當然可以，在書中的7種外食料理，可以根據妳的喜好選擇，但謹記**「500卡輕斷食原理」**，甚至也能參考「衛生福利部——國民健康署的市售熱量簡易表 http://www.hpa.gov.tw/BHPNet/Web/HealthTopic/TopicArticle.aspx?No=201205100011&parentid=201205100003」更換種類，相信妳也能吃得很豐富、吃得很滿足。

關鍵塑身體操❷

平躺曲膝扭轉 ↓ 雕塑核心S曲線

九成女性都有的「腰間肉」的困擾，透過躺著曲膝，左右扭轉的動作，不僅能殲滅核心區的肥肉，同時還能一舉雕塑出胸、腰、臀的迷人S曲線。

1 平躺曲膝預備

平躺於軟墊上，雙腳合併曲膝，雙手自然擺放在臀部兩側，手掌貼於軟墊上。

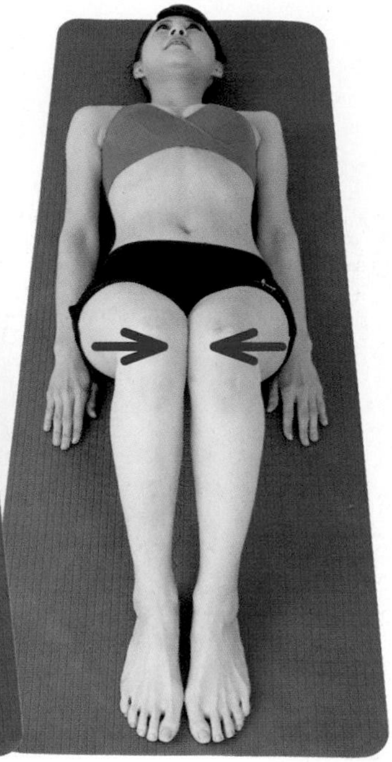

2 吐氣將腳抬起

吸氣，吐氣時縮腹，利用腹部力量將兩腳盡量往自己的胸部方向抬起。

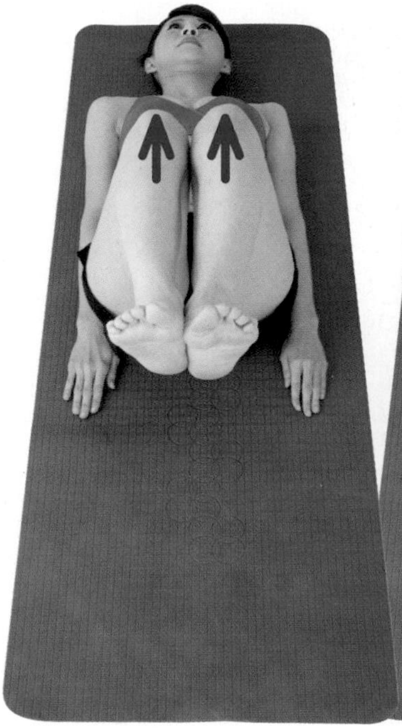

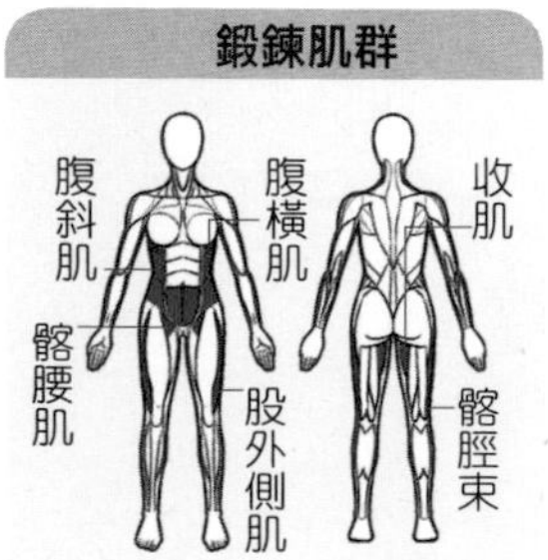

3

腰部向右扭

再次吸氣，吐氣時以腰部的力量帶動臀腿向右邊扭轉，幅度不需要太大，維持10秒鐘，吸氣。

維持10秒 × 左右交替10次

4

腰部向左轉

接著吐氣時，從右邊慢慢向左邊扭轉，幅度不需要太大。

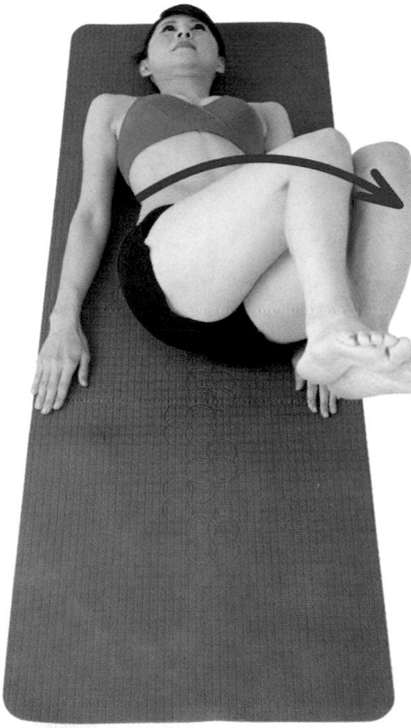

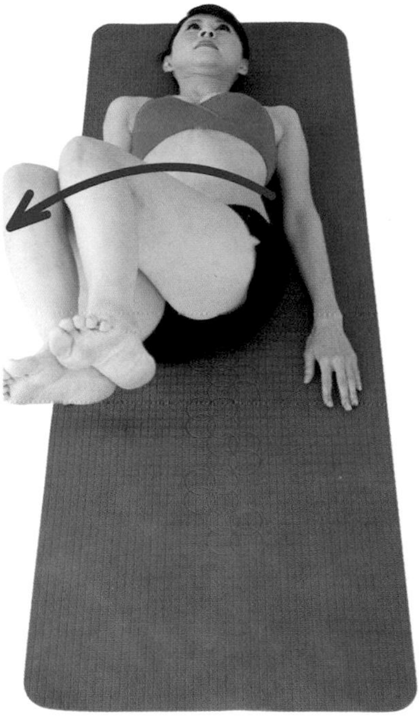

CHECK

如果想加強腹部核心肌群，可以將肩膀抬起，這時重心會放在上腹部，使運動的肌肉更深層緊實。

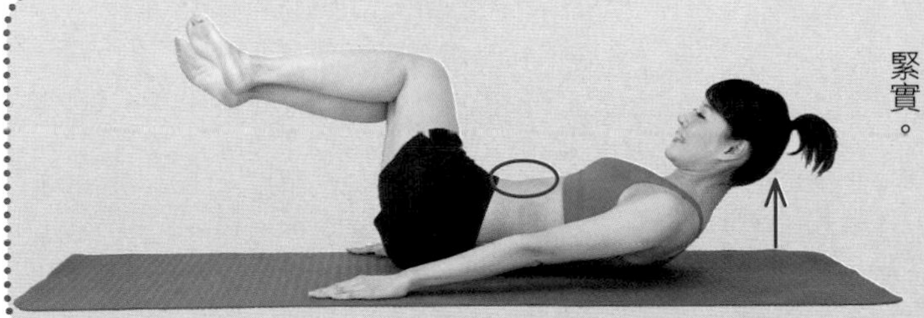

減重擇食必知❷

常見優質蛋白質食物一覽表

適當攝取優質蛋白質食物，能有效增加肌肉量，提升新陳代謝達到減肥的功效。像是牛奶、雞蛋、豆類、肉類等，都是非常好的蛋白質攝取來源，但不能因此而攝取過量，反而會變成脂肪累積體內，一般建議，蛋白質攝取量控制在「每天總熱量的20％以內」就足以發揮功能。

➲ 植物蛋白質

豆皮

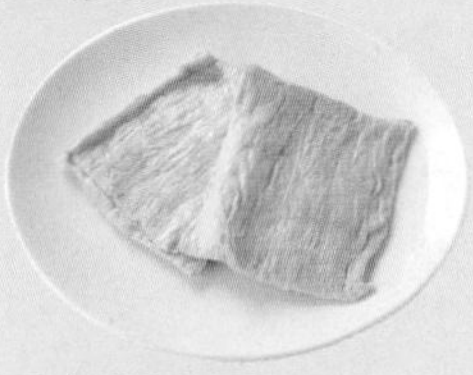

蛋白質含量
25.3克／100克

黃豆

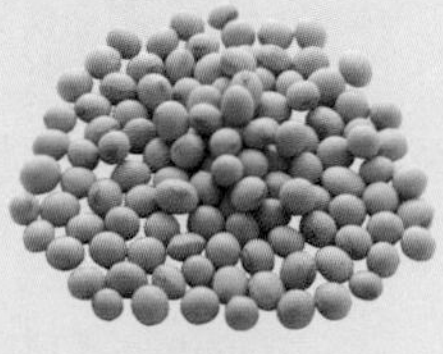

蛋白質含量
35.9克／100克

綠豆仁

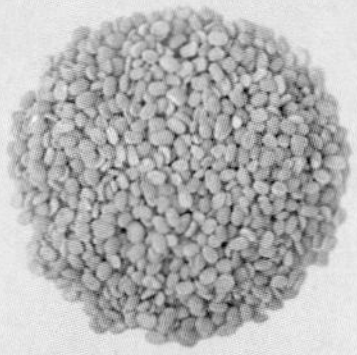

蛋白質含量
24.1克／100克

黑豆

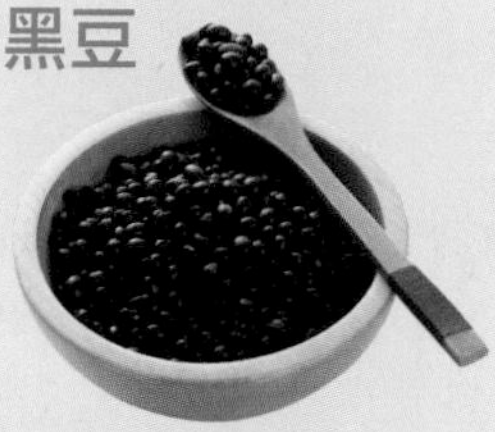

蛋白質含量
34.6克／100克

蓮子

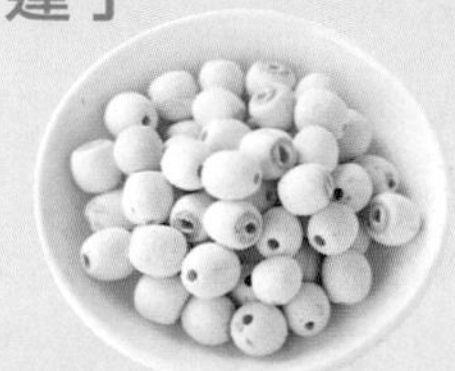

蛋白質含量
23.8克／100克

蠶豆

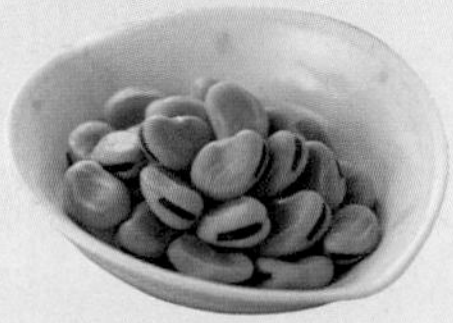

蛋白質含量
31.8克／100克

紅豆

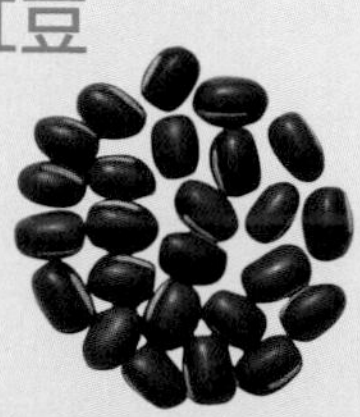

蛋白質含量
22.4克／100克

紫菜

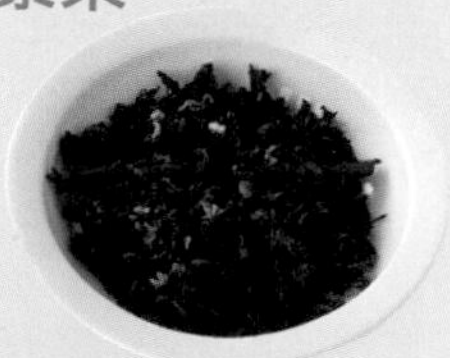

蛋白質含量
27.1克／100克

註：由100公克可食部分取樣分析所得的蛋白質含量數值。
資料來源：台灣衛生署公告食品營養成分表
（https://consumer.fda.gov.tw/FoodAnalysis/ingredients.htm?nodeID=640）

海鮮蛋白質

鯛魚
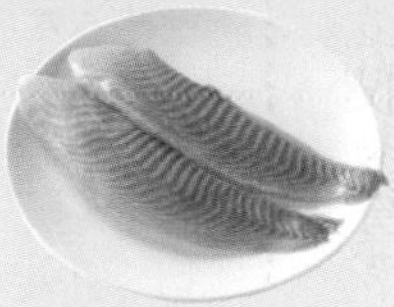
蛋白質含量
19.4克／100克

小魚乾
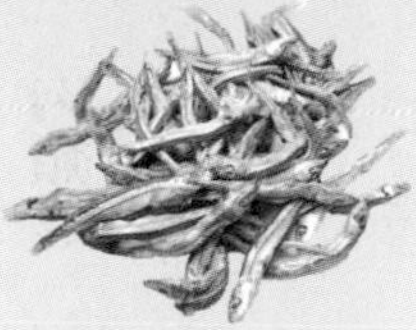
蛋白質含量
66.6克／100克

秋刀魚
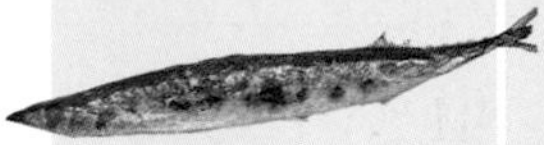
蛋白質含量
18.8克／100克

鮪魚
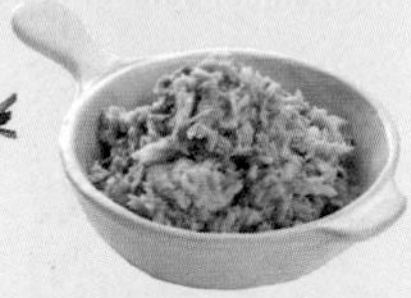
蛋白質含量
26.4克／100克

螺
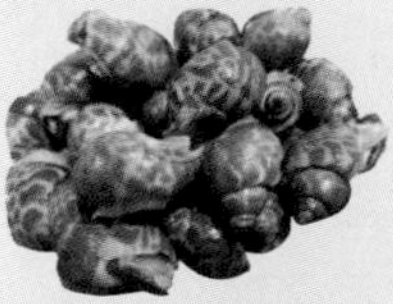
蛋白質含量
16.7克／100克

草蝦
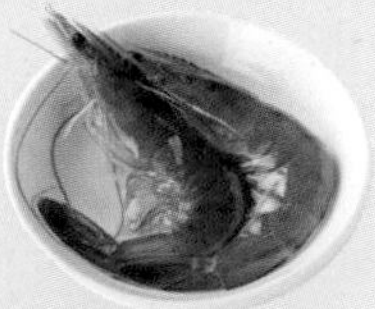
蛋白質含量
22克／100克

螃蟹
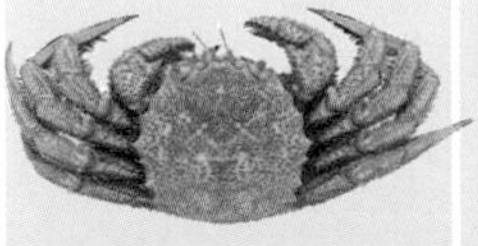
蛋白質含量
15克／100克

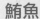

鮭魚
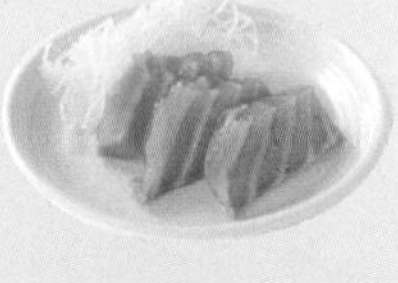
蛋白質含量
19.8克／100克

肉類蛋白質

羊肉
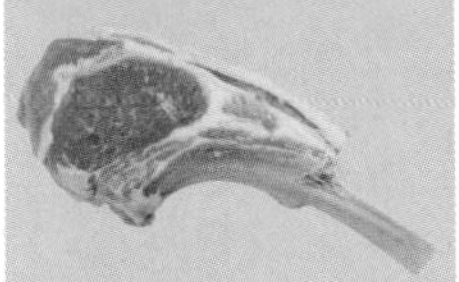
蛋白質含量
18.8克／100克

雞胸肉
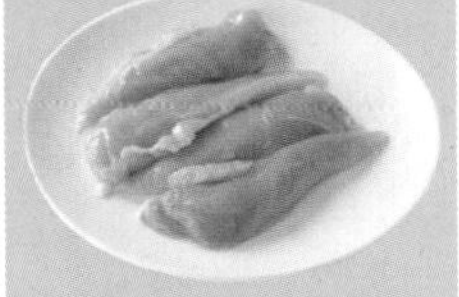
蛋白質含量
23.4克／100克

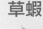

牛肉
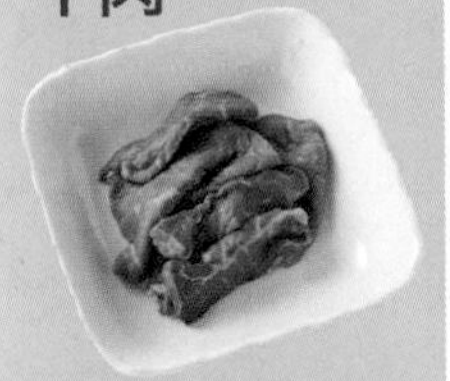
蛋白質含量
16.6克／100克

豬大里肌
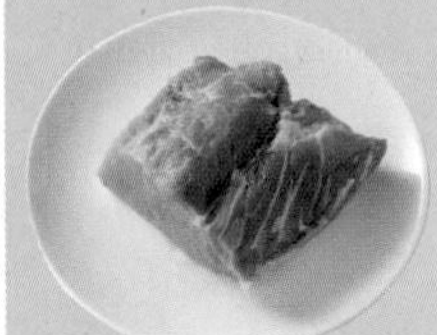
蛋白質含量
22.9克／100克

汆燙鴨肉
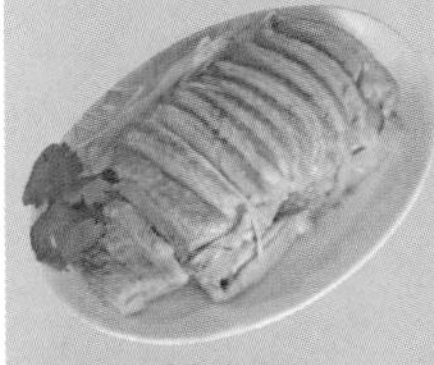
蛋白質含量
16.5克／100克

豬排
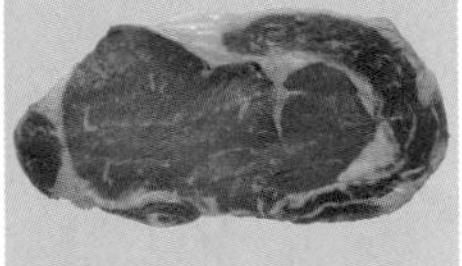
蛋白質含量
21.7克／100克

雞蛋
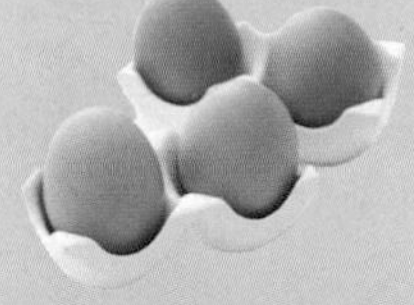
蛋白質含量
14.7克／100克

雞腿（去皮）
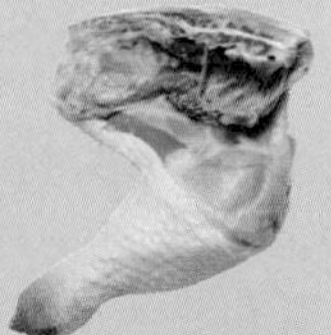
蛋白質含量
20.1克／100克

輕美人系列 07

每週2天輕斷食，2個月瘦8公斤！

高醫減重班美女營養師の台灣味500卡菜單，在家吃、外食族都能瘦！

國家圖書館出版品預行編目資料

每週2天輕斷食，2個月瘦8公斤：高醫減重班美女營養師的台灣味500卡菜單，在家吃、外食族都能瘦！ / 宋侑璇作. --初版. --新北市：蘋果屋, 檸檬樹, 2014.04
面； 公分. --（輕美人系列；07）
ISBN 978-986-6444-76-0（平裝）
1. 減重 2.健康飲食

411.94 103002747

作者　宋侑璇
執行編輯　陳宜鈴
協力編輯　梁志君・鍾志均
封面內頁設計　何偉凱・莊匀青
平面攝影　子宇影像工作室・富爾特數位影像
插畫　劉筱翎
妝髮造型師　賴韻年
服裝提供　Angli（02-2231-7999）

出版者　蘋果屋出版社有限公司
台灣廣廈有聲圖書有限公司
發行人　江媛珍
地址　新北市235中和區中山路二段359巷7號2樓
電話　02-2225-5777
傳真　02-2225-8052

行企研發中心
總監　陳冠蒨
整合行銷組　陳宜鈴
媒體公關組　陳柔彣
綜合業務組　何欣穎

製版・印刷・裝訂　皇甫彩藝印刷有限公司
法律顧問　第一國際法律事務所　余淑杏律師
北辰著作權事務所　蕭雄淋律師

代理印務及全球總經銷　知遠文化事業有限公司
地　址：新北市222深坑區北深路三段155巷25號5樓
電　話：02-2664-8800
傳　真：02-2664-8801
博訊書網：www.booknews.com.tw

ISBN：978-986-6444-76-0
定　價：280元
出版日期：2014年04月
初版20刷：2022年03月
訂購專線：02-2664-8800轉17～19

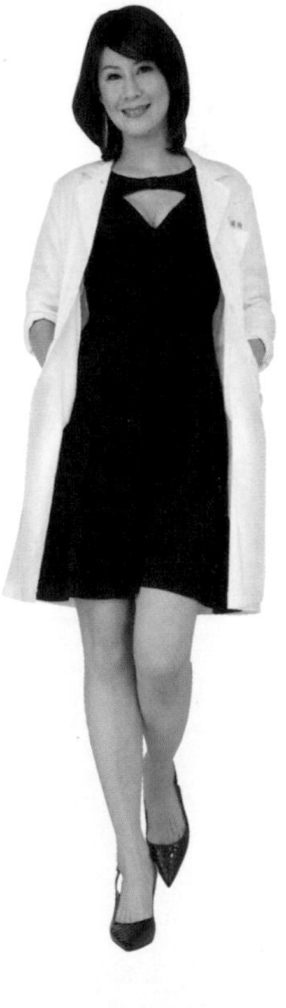